Janet Balaskas · Väter begleiten die Aktive Geburt

Janet Balaskas

Väter begleiten die Aktive Geburt

Gemeinsam Schwangerschaft und Geburt erleben

Kösel

Übersetzung aus dem Englischen: Inge Olivia Wacker, Magnetsried.
Die Originalausgabe erschien unter dem Titel »The Active Birth Partners
Handbook« bei Sidgwick & Jackson, London.

ISBN 3-466-34302-X

Druck und Bindung: Kösel, Kempten.
Illustrationen: Janet Balaskas (S. 17, 19), Laura McKechnie
(S. 20, 21 oben und unten, 22 rechts, 24, 27, 31, 86, 87, 103, 105),
alle anderen Claudio Munoz.
Umschlag: Elisabeth Petersen, Glonn.
Umschlagfoto: David Vance, Image Bank, München.

1 2 3 4 5 6 · 99 98 97 96 95 94

Gedruckt auf umweltfreundlich hergestelltem Werkdruckpapier
(säurefrei und chlorfrei gebleicht)

Inhalt

Vorwort von Janet Balaskas

Heute bringt eine moderne Frau ihr Kind unter gesellschaftlichen Bedingungen zur Welt, wie es sie bisher nie gegeben hat. Früher kam ein Kind gewöhnlich im Kreis der Familie zur Welt, die Frau wurde von einer Hebamme betreut, von guten Freundinnen und nahen Verwandten. Unter solchen Bedingungen wurden die Geheimnisse und das Wissen um Muttersein und Geburt als Überlieferung von einer Generation zur nächsten weitergegeben.

Umwälzende gesellschaftliche Veränderungen haben in diesem Jahrhundert unsere Lebensweise und die Umstände, wie wir geboren werden, nachhaltig beeinflußt. Geburt ist schwerpunktmäßig zu einem medizinischen Ereignis geworden, sie findet meist in einer unvertrauten Klinikumgebung statt und ist geprägt von den gegenwärtigen Trends und den neuesten Erkenntnissen in der Geburtshilfe. Die veränderte Lebensweise hat dazu geführt, daß die meisten Frauen ein neues Denken von der traditionellen Art ihrer eigenen Mütter trennt und sie nicht mehr in unmittelbarer Nähe ihrer Freunde und Verwandten wohnen.

In den meisten Fällen ist die Person, die der schwangeren Frau am nächsten steht, der Mann, mit dem sie zusammenlebt, und deshalb ist es nicht außergewöhnlich, daß es für viele moderne Frauen üblich und notwendig geworden ist, von ihrem Partner bei der Geburt begleitet zu werden. Die Begleitperson kann auch jemand anderes als der Vater des Babys sein, eine gute Freundin oder Verwandte zum Beispiel oder die Geburtsvorbereiterin.

Die Aussicht, bei einer Geburt dabei zu sein, kann Ängste auslösen, vor allem, wenn man dabei auf nichts weiter zurückgreifen kann als den Biologieunterricht in der Schule. Deshalb ist es im Lauf der letzten Jahrzehnte üblich geworden, sich durch einen Kurs auf die Geburt des Babys vorzubereiten. Anfangs waren diese Kurse nur für Frauen gedacht, die Väter wurden manchmal zum letzten Kursabend eingeladen. Je mehr heutzutage allgemein anerkannt wird, wie wichtig die Rolle des Partners bei der

Geburt ist, umso mehr werden die Kurse auf deren Teilnahme abgestimmt, damit alle, die bei der Geburt dabei sein werden, sich schon in der Schwangerschaft gemeinsam darauf einstellen können. Die Begleitperson hat hier die Möglichkeit, sich das nötige Wissen anzueignen und zu lernen, wie sie wirkungsvoll helfen kann, ohne aufdringlich zu sein oder zu stören. Besonders wichtig ist das für einen Vater, der aktiv an der Geburt seines Kindes beteiligt sein und diese intime Erfahrung seiner Frau miterleben möchte. Und für sie kann die Anwesenheit ihres Partners absolut notwendig sein, weil er der einzige Mensch ist, auf den sie sich verlassen kann und der auf ihre Bedürfnisse während der Geburt einzugehen versteht.

Seit Jahren halte ich mit großer Begeisterung solche Kurse für Schwangere und ihre Partner ab. Eine besondere Freude ist es mitzubekommen, wie die Väter die Anforderungen, die mit dem Übergang zum Vatersein verbunden sind, bewältigen. Viele dieser Väter haben mir Jahre später mitgeteilt, daß es ihnen viel bedeutet und sie tief bewegt hat, ihr Baby sofort willkommen zu heißen, und daß dadurch eine dauerhafte Nähe zu ihrem neugeborenen Kind entstanden ist. Nach der Geburt wird mir oft gesagt, wie wichtig die Anwesenheit des Vaters und seine Unterstützung für die Frau war, und wie sehr es beiden geholfen hat, sich durch einen Paarkurs gemeinsam auf das Abenteuer des Elternseins vorzubereiten.

Besonders wichtig ist diese Vorbereitung für Frauen, die sich eine aktive Geburt wünschen und dabei die Hilfe und Unterstützung ihres Partners brauchen, damit sie sich in einer Umgebung, die hierfür nicht immer Idealbedingungen bietet, entspannen können und sich geborgen fühlen.

Dieses Buch behandelt in konzentrierter Form alle Themen, die gewöhnlich Inhalt eines Paarkurses sind und ist speziell aus der Sicht des Partners geschrieben. Ein Buch kann zwar niemals einen Vorbereitungskurs ersetzen, doch hoffe ich, daß die praktischen Informationen und Anregungen, die es enthält, einen aufmunternden, hilfreichen Leitfaden bei der Entstehung einer Familie bieten.

Vorwort von Yehudi Gordon

Sehr gerne übernehme ich es, das Vorwort zu Janet Balaskas Buch über die Rolle des Partners bei der aktiven Geburt zu verfassen. Dieses Buch ist eine willkommene Ergänzung der Literatur über Geburt. Die Ankunft eines Babys ist ein wichtiges Ereignis im Leben, und heutzutage wissen die Eltern, mehr als jede Generation vor ihnen, wie wichtig gute Anfangsbedingungen sind. Sie erwarten sich das Recht, die Geburt ihrer Kinder ihren Vorstellungen entsprechend als sicheres und erfüllendes festliches Ereignis zu erleben, und das sind berechtigte Erwartungen.

Viele Männer sind hochmotiviert und möchten an allen Phasen der Schwangerschaft aktiv beteiligt sein, sie wollen ihre Frau in dieser Zeit, während der Geburt und bei der Pflege des Kindes unterstützen. Oft kommen Männer sich in dieser Frauendomäne nutzlos vor und fühlen sich dann in ihrem Wunsch zu helfen und sich zu engagieren enttäuscht oder kommen sich sogar übergangen vor.

Es gibt zahlreiche Bücher zu diesem Thema, doch dieses Buch ist deshalb so außergewöhnlich, weil es zum Beispiel Massage und Yogaübungen für beide Partner gemeinsam anbietet und so Berührung und Dehnübungen zu einer zusätzlichen Verständigungsmöglichkeit werden können. Frauen, die sich jahrelang nicht mehr sportlich betätigt haben, stellen plötzlich fest, daß sie durch die Yogaübungen in der Schwangerschaft fitter werden, als sie es vor der Schwangerschaft waren.

Diese Art der Vorbereitung hat zahlreiche Vorteile: Durch natürliche, aufrechte Geburtspositionen wird die Schwerkraft voll genutzt, und durch das Gewicht des Babys wird die Wirkung der Austreibungswehen verstärkt. Durch die aufrechte Haltung sind die Schmerzen und Belastungen für die Mutter weniger intensiv, die Pausen zwischen den Wehen dauern länger, jede Wehe wird in ihrer ganzen Kraft positiver empfunden. Das hormonelle System wird nicht gestört, der Gebärmutter wird kein unnötiger Widerstand entgegengesetzt, so daß seltener der Wunsch nach Schmerzmitteln auftritt. Ebenso wichtig sind die Vorteile für die Psyche der Mutter, des Vaters und des Neugeborenen. Durch die in diesem Buch vorgeschlagene Vorbereitung auf die Geburt und die Versorgung des Babys können Eltern dieses Ereignis entspannter und liebevoller erleben.

Das Buch bringt Janet Balaskas' Überzeugung zum Ausdruck, daß Menschen auf warmherzige, freundliche, einfühlsame Weise dazu ermuntert werden sollten, gut für sich selbst zu sorgen und die Verantwortung für die Geburt und die Entwicklung ihrer Kinder zu übernehmen. Aktive Geburt ist nichts Neues, sondern ist auf der ganzen Welt jahrtausendelang praktiziert worden. Eltern, Hebammen und Geburtshelfer haben schon immer gewußt, wie wichtig die seelische und körperliche Gesundheit für eine normale Entwicklung des Babys und einen guten Geburtsverlauf ist. Durch die auf Yoga basierenden Dehnübungen und die Massage gewinnen viele Menschen ein besseres Körperbewußtsein und Selbstvertrauen, so daß einem guten Ergebnis nichts im Weg steht.

Als Geburtshelfer und Gynäkologe und als Vater von drei Kindern meine ich, daß Männer, die dieses Buch lesen und die Übungen machen, sehr viele Vorteile haben. Sie entwickeln mehr Verständnis für die Veränderungen, die ihre Frau während der Schwangerschaft und der Geburt durchläuft. Sie haben mehr Selbstvertrauen und sind zuversichtlich, daß sie ihrer Frau bei der Geburtsvorbereitung helfen und ihr während der Geburt beistehen können. Auch nach der Geburt können sie gelassen und sicher mit ihrem Baby umgehen und mit ihm Dehnübungen machen. Deshalb ist dieses Buch unentbehrlich für alle Väter, die sich aktiv an der Geburt und am Elternsein beteiligen möchten.

1 Was spricht für die Aktive Geburt?

Ganz einfach ausgedrückt bedeutet Aktive Geburt, daß eine gebärende Frau die Freiheit hat, ihren Körper so einzusetzen, wie sie das für richtig hält. Vielleicht möchte sie während der Wehen und wenn sie ihr Baby zur Welt bringt umhergehen, aufstehen, knien oder hocken. Am allerunwahrscheinlichsten ist jedenfalls, daß sie auf dem Rücken liegen möchte. Im Liegen oder in der abgestützten Rückenlage ist sie hilflos wie ein Käfer auf dem Rücken und kann ihren Körper nicht einsetzen, um dem Baby beim Tiefertreten zu helfen oder selbst eine bequemere Stellung zu finden. Außerdem befindet sie sich so in einer Haltung, in der sie geburtshilflichen Eingriffen ausgeliefert ist und braucht sie dann auch viel eher!

Geburt im gesellschaftlichen Zusammenhang

Historisch betrachtet ist Aktive Geburt nichts Neues. Überall auf der Welt haben Frauen seit prähistorischen Zeiten während der Wehen und bei der Geburt eine Vielzahl aufrechter Haltungen eingenommen. Auch in heutigen »primitiven« Kulturen stehen die Frauen während der Wehen und bei der Geburt, oder sie gehen umher, knien oder hocken.

Die moderne Geburtshilfe hat ihren Ursprung im Frankreich des 17. Jahrhunderts, beginnend etwa zum Zeitpunkt der Erfindung der Zange. Bei Gebrauch der Zange zogen die Ärzte offenbar eine liegende Haltung der Frauen bei der Geburt vor, und gegen Ende jenes Jahrhunderts war diese Haltung unter den tonangebenden Damen äußerst populär – schwer zu begreifen in einer Zeitalter, in dem es unsere modernen Methoden der Schmerzlinderung noch nicht gab! Der Gebärhocker, ein Schemel mit einem hufeisenförmigen Sitz, auf dem die Mutter aufrecht sitzend gebären konnte, einst unverzichtbarer Bestandteil der Hebammenausrüstung, war im 18. Jahrhundert völlig von der Bildfläche verschwunden. Der überlieferte Beruf der Hebamme und ihre Kunstfertigkeit verloren an Bedeutung, als Ärzte die Geburtshilfe übernahmen. Ende des 19. Jahrhunderts wurde Chloroform als Vollnarkose bei der Geburt eingeführt. Königin Viktoria war eine der ersten, die es ausprobierte. Innerhalb von nur 200 Jahren vollzog sich nach einer jahrtausendealten Überlieferung der aktiven Geburt eine Entwicklung, bei der die Frauen nicht nur flach auf dem Rücken lagen, sondern auch noch bewußtlos waren!

Im 20. Jahrhundert haben in der Geburt zwei Revolutionen stattgefunden. Die erste betrifft die moderne Geburtshilfe, deren Entwicklungsstand es ermöglicht, die Geburt mit künstlichen Hormonen einzuleiten und zu steuern und mit den modernen Methoden der Schmerzbeseitigung alle Empfindungen vollkommen auszuschalten. Auch sind wir besser als je zuvor gegen den Tod bei der Geburt abgesichert. Heute ist in der gesamten westlichen Welt die interventive, oft als aktive Geburtsleitung bezeichnete Praxis seitens der Ärzte Routine. Geburt ist zu einem medizinischen Ereignis geworden, und die meisten werdenden Eltern entscheiden sich dafür, daß ihr Baby in einer Klinik zur Welt kommt.

Die zweite Revolution ist eine direkte Folge der ersten. Viele Eltern und ihre Geburtshelferinnen waren äußerst unzufrieden damit, daß die Ärzte die Geburt übernommen hatten. Wenn wir davon ausgehen, daß 90 Prozent aller Geburten, wenn sie gut betreut werden, unkompliziert verlaufen, sind die Statistiken der modernen Geburtskliniken sehr enttäuschend. Je komplizierter die routinemäßig angewendete Geburtshilfetechnik ist, umso größer scheint die Notwendigkeit von Eingriffen zu sein, die in einigen Ländern wie den USA und Kanada Extremwerte erreichen. Dort beträgt die Kaiserschnittrate vielerorts fast 40 Prozent.

Im Laufe dieses Jahrhunderts haben sich Frauen und ihre Partner auf der ganzen Welt in kleinen Gruppen zusammengeschlossen, um sich gegen den forcierten Einsatz geburtshilflicher Eingriffe zur Wehr zu setzen. Unterstützung haben sie hierbei durch einige Geburtshelfer bekommen, und es hat sich ein neuer Berufsstand entwickelt, der Berufsstand der Geburtsvorbereiterinnen. Väter haben für sich das Recht gefordert, nicht nur bei der Geburt anwesend zu sein und daran teilzunehmen, sondern auch an der Betreuung ihrer Kinder.

Diese Revolution setzt sich heute schnell fort, denn immer mehr Paare bestehen auf dem Recht, daß ihr Kind auf natürliche Weise zur Welt kommt. Da über die Risiken der bei der Geburt verwendeten Medikamente immer mehr bekannt geworden ist, versuchen viele Frauen, ohne sie auszukommen. Um natürlich, ohne Medikamente zu gebären, haben viele Frauen Entspannungs- und Atmungsmethoden eingesetzt und sich auf die Unterstützung und Hilfe ihrer Partner verlassen. Aber immer noch wurden sie während der Wehen angewiesen, im Bett zu bleiben und bei der Geburt eine liegende oder halb liegende Haltung einzunehmen.

Doch in den letzten Jahrzehnten sind an einigen wenigen Orten in England, Frankreich, den USA, Australien und Südamerika wissenschaftliche Untersuchungen durchgeführt worden, bei denen Frauen dazu angehalten wurden, aufrechte Haltungen einzunehmen und aktiv zu gebären, um die Unterschiede zur interventiven Geburtshilfe festzustellen. Die Statistiken fallen bedeutend besser aus, wenn die Geburt natürlich ist und noch besser, wenn es sich um aktive Geburten handelt, so daß schlüssig bewiesen werden konnte, daß eine aktive Geburt nicht nur für die Mutter sehr viel bequemer und angenehmer ist, sondern für sie und ihr Baby auch sehr viel sicherer. Die Statistiken aus Holland, wo Eingriffe sehr viel seltener als in anderen Ländern sind und die Mehrzahl der Frauen ihre Kinder zu Hause zur Welt bringen, gehören zu den besten in Europa und Nordamerika. Daraus läßt sich folgern, daß allein schon aus wissenschaftlichen und medizinischen Gründen sehr viel für eine aktive Geburt spricht.

Ein weiterer wichtiger Gesichtspunkt ist die Bedeutung, die die Geburtserfahrung für die Mutter, den Vater, das Baby und die Familie hat, in die das Kind hineingeboren wird. Die Entwicklungen dieses Jahrhunderts im Bereich der Psychiatrie und Psychologie haben gezeigt, welch wichtigen Stellenwert die Geburtserfahrung im Leben eines Menschen einnimmt. Ein Neugeborenes ist zum Zeitpunkt der Geburt äußerst empfänglich und kann durch unnötige Traumatisierungen sein Leben lang unter schweren Störungen leiden. Untersuchungen haben außerdem ergeben, daß es eine große Hilfe für die Entwicklung der Beziehung ist, wenn der Bindungsprozeß zwischen Mutter, Neugeborenem und den anderen Familienmitgliedern unmittelbar nach der Geburt ungestört vor sich gehen kann.

Wenn es zu medizinischen Komplikationen kommt oder das Baby in einem schlechten Zustand ist, muß der natürliche Geburtsablauf durch Eingriffe oder die Anwendung von Medikamenten unterbrochen werden. Niemand wird in Abrede stellen, daß unser vorrangiges Ziel das Leben und die Gesundheit von Mutter und Kind ist, doch nicht selten werden die Probleme, die sich bei der Geburt ergeben, durch die Eingriffe selbst hervorgerufen. (Die Häufigkeit von Zangengeburten ist zum Beispiel bei Frauen, die eine Periduralanästhesie (PDA) bekommen haben, um 20 Prozent höher.) Durch eine aktive Geburt verringert sich die Notwendigkeit solcher Eingriffe, und deshalb erhöht sich die Wahrscheinlichkeit einer unkomplizierten Geburt. Wenn Mutter und Baby keine Medikamente bekommen, wach und aufmerksam und körperlich aktiv sind, sind die Bedingungen am günstigsten.

Die Geburt ist für alle ein wichtiges Ereignis, und die Ankunft des Kindes in der Familie sollte für alle ein freudiger und ergreifender Anlaß zum Feiern sein. Schließlich ist es aus der Liebe des Paares entstanden, aus einem leidenschaftlichen Höhepunkt ihrer sexuellen Beziehung. Bei einer Geburt in einer Klinik, in der viel Betrieb herrscht, und in der routinemäßige medizinische Eingriffe üblich sind, gerät dieser Gesichtspunkt häufig völlig in Vergessenheit oder wird übersehen. Wir wissen es nicht und können nur darüber spekulieren, wie sehr das unsere Gesellschaft beeinflußt.

Geburt ist vor allem ein natürlicher biologischer Vorgang, und der Körper einer Frau ist darauf ideal eingestellt. Zwar kommt es manchmal zu Problemen oder Notfällen – auf diese Eventualität müssen wir immer gefaßt sein –, doch die überwiegende Mehrzahl aller Geburten ist nicht mit Komplikationen verbunden. Jede Frau besitzt wie alle Säugetiere ein instinktives Wissen, wie sie am besten gebären kann. Wird sie im wahrsten Sinne des Wortes in eine liegende oder halb liegende Haltung gezwungen, so nehmen wir ihr damit die Kraft, dieses instinktive Wissen zu nutzen. Und wenn sie dann nicht das Glück hat, daß ihre Geburt sehr leicht ist, ist sie völlig auf die Hilfe und die Eingriffe durch andere angewiesen, damit ihr Kind zur Welt kommt.

Körperliche Vorgänge bei der Aktiven Geburt

Becken

Um die physiologischen Grundlagen zu verstehen, betrachten wir uns zunächst das Becken, den knöchernen Durchgang, den das Baby bei der Geburt passieren muß.

Das weibliche Becken

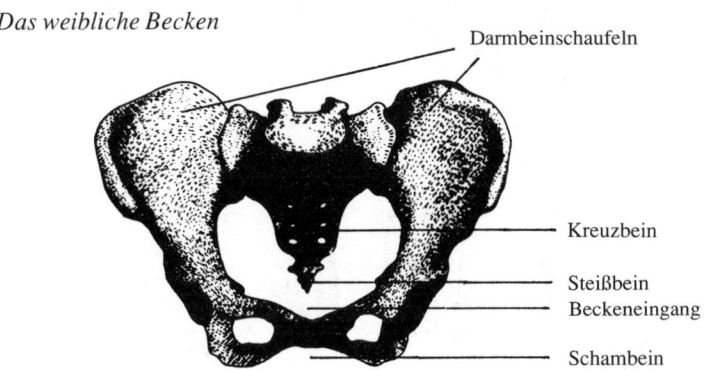

Darmbeinschaufeln

Kreuzbein

Steißbein
Beckeneingang

Schambein

Legen Sie die Hände auf die Hüften der Frau, und ertasten Sie die Hüftknochen dort, wo sie einen Winkel bilden, am Darmbeinstachel. Sie üben mit Ihren Daumen sanften Druck aus, und tasten Sie dann weiter am Beckenkamm, also dem oberen Rand der Hüftknochen, entlang, bis Sie hinten in der Mitte ihres Rücken angekommen sind, wo das Becken in die Wirbelsäule übergeht.

Als nächstes legen Sie eine Handfläche mit den Fingern nach unten über den unteren Teil ihrer Wirbelsäule und spüren dort das Kreuzbein, das die Rückseite des Beckens bildet. Üben Sie mit den Fingerspitzen Druck aus, und ertasten Sie das Steißbein ganz am unteren Ende der Wirbelsäule. Mit den Fingerspitzen der anderen Hand ertasten Sie vorne den oberen Teil des Schambeins.

Wenn das Baby seinen Weg durch den Geburtskanal nimmt, paßt der Kopf genau in die Rundung des Beckeneingangs. Im Verlauf der Geburt tritt der Kopf tiefer ins Becken ein und dreht sich bei dieser Bewegung ganz allmählich. Wenn er dann am Beckenboden angekommen ist, hat er sich so

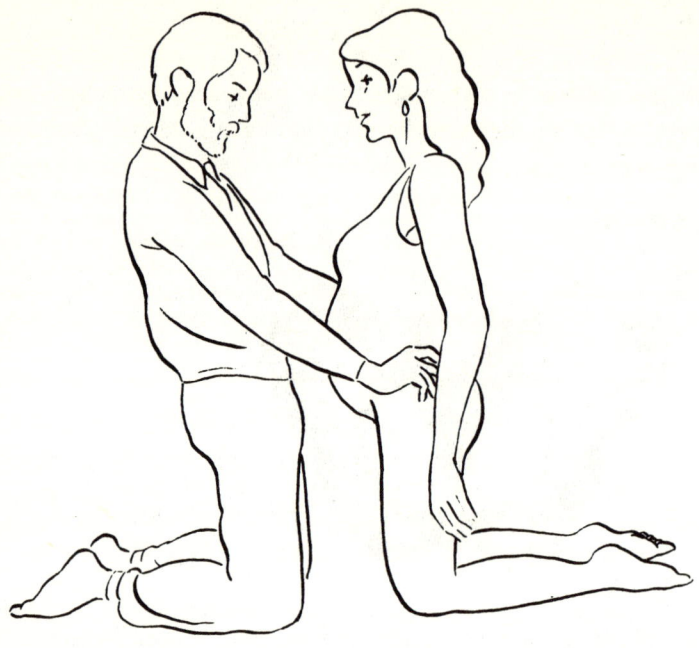

weit gedreht, daß er in dieser Stellung unten durch den Beckenausgang geboren werden kann.

Das Becken ist im Grunde genommen wie ein gebogener Trichter. So, wie Sie einen Trichter aufrecht halten würden, um Flüssigkeit hindurchzugießen, wird auch der Weg des Babys durch das Becken erleichtert, wenn die Mutter aufgerichtet ist, wobei die nach unten wirkende Schwerkraft das Tiefertreten des Babys unterstützt. Wenn die Mutter auf dem Rücken liegt oder sich in halb sitzender Lage befindet, hat das den gleichen Effekt, als würde sie versuchen, von der Seite Wasser durch einen Trichter zu gießen.

Geburtskanal

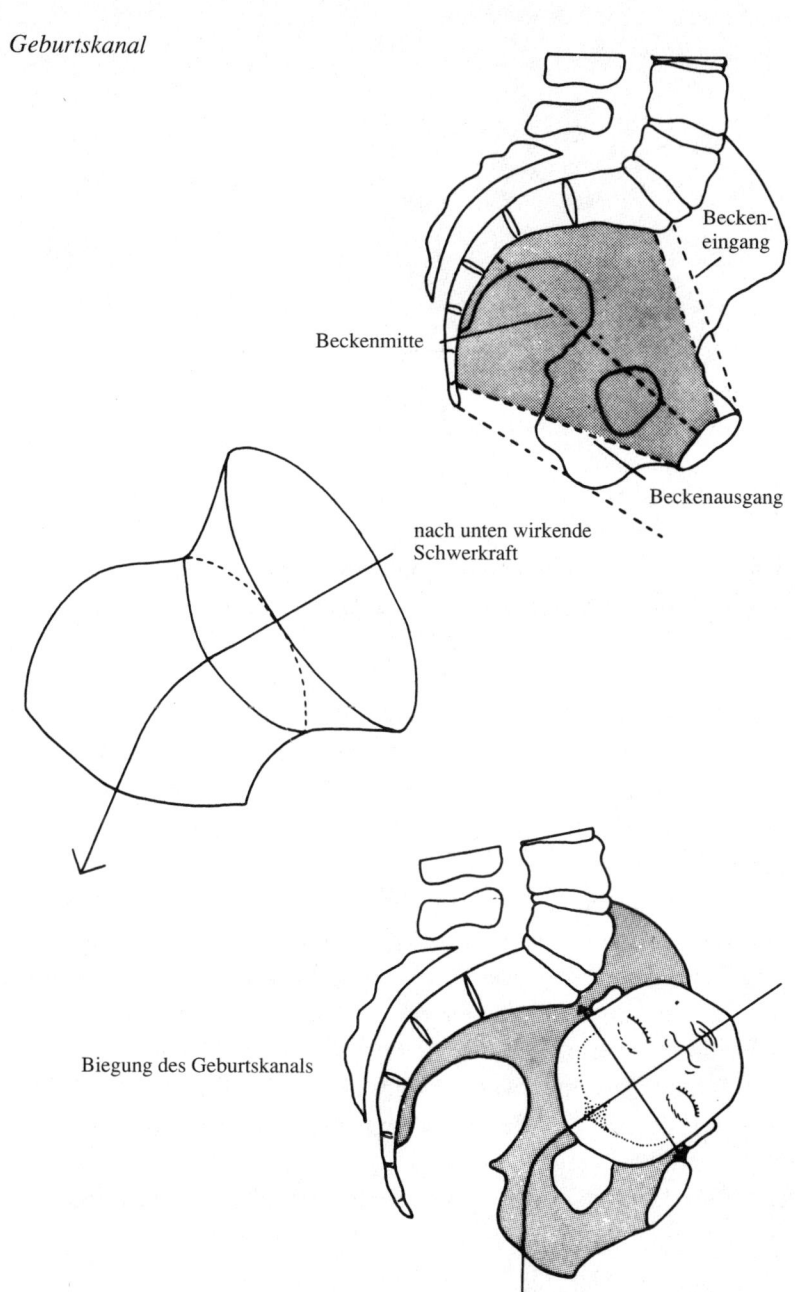

Beckeneingang

Beckenmitte

Beckenausgang

nach unten wirkende
Schwerkraft

Biegung des Geburtskanals

19

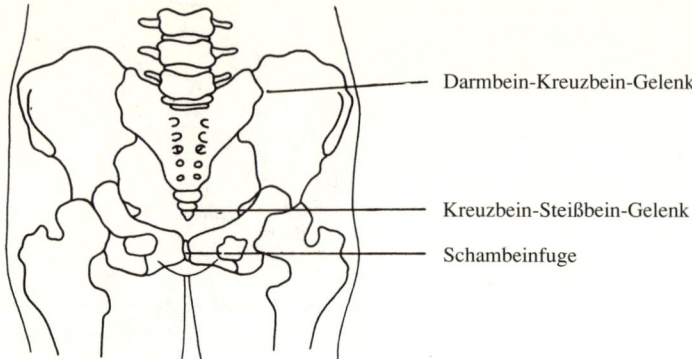

Darmbein-Kreuzbein-Gelenk

Kreuzbein-Steißbein-Gelenk

Schambeinfuge

Das Becken hat vier Gelenke. Während der Schwangerschaft werden vom Körper der Frau Hormone ausgeschüttet, durch die diese Gelenke erweicht werden, so daß das Becken für die Geburt beweglicher und elastischer wird. Die Schambeinfuge kann sich während der Geburt bis zu einem Zentimeter weiten, um dem Baby Platz zu machen.

Das Kreuzbein-Steißbein-Gelenk befindet sich an der Verbindungsstelle der entsprechenden Wirbelsäulenabschnitte. Normalerweise gehen diese beiden Knochen ineinander über, doch für die Geburt wird das Gelenk allmählich weicher, so daß das Steißbein nachgibt, wenn der Kopf des Babys beim Tiefertreten dagegen drückt – ein Grund, nicht auf dem Steißbein zu sitzen!

Die beiden Darmbein-Kreuzbein-Gelenke befinden sich zwischen den Darmbeinschaufeln und dem Kreuzbein. Sie sind seitlich bis zu einem gewissen Grad beweglich, so daß der Geburtskanal sich vergrößern kann; wichtiger jedoch ist ihre Funktion als Achsen beim Tiefertreten des Babys.

Bitten Sie Ihre Partnerin, sich aufrecht hinzustellen oder zu knien. Legen Sie Ihre Hand mit den Fingern abwärts gerichtet fest auf ihr Kreuzbein, und bitten Sie sie dann, sich aus den Hüftgelenken heraus vorzubeugen. Sie werden spüren, wie sich das Kreuzbein hebt.

Bitten Sie sie dann, sich wieder aufzurichten und sich leicht nach hinten zu beugen; Ihre Hand bleibt dabei auf dem Kreuzbein. Wenn sie diese Bewegung macht, werden Sie spüren, wie das Kreuzbein sich nach innen bewegt. Wiederholen Sie das Ganze.

Drehachse des Kreuzbein-Darmbein-Gelenks

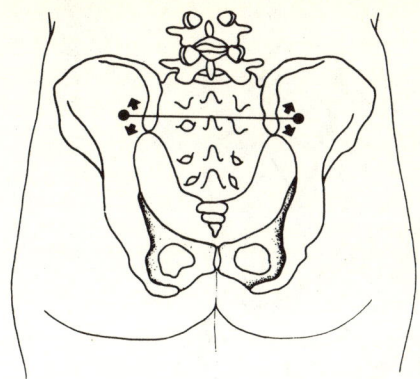

Probieren Sie folgende Übung:

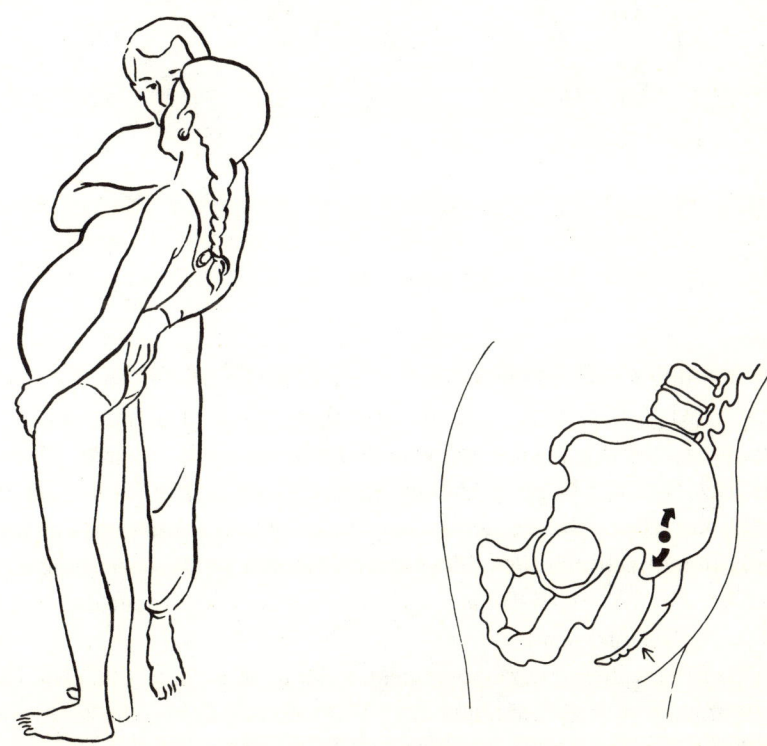

Durch Zurücklehnen verkleinert sich der Beckenausgang.

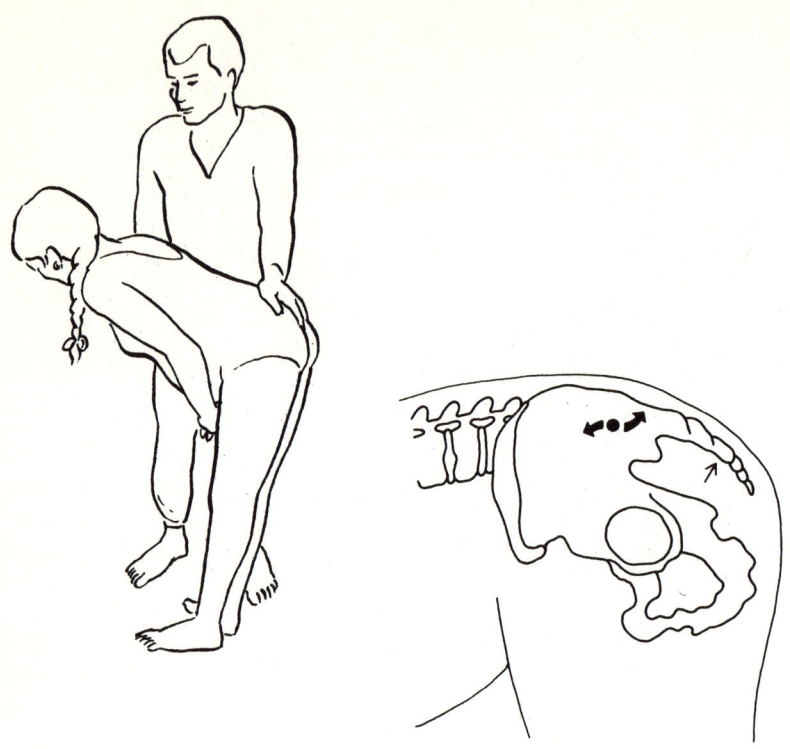

Wenn sich Ihre Partnerin vorbeugt, hebt sich ihr Kreuzbein, der Beckenausgang wird größer. Wenn sie sich zurücklehnt, bewegt sich das Kreuzbein einwärts, der Beckenausgang wird dadurch wesentlich kleiner. Bitten
Sie sie jetzt, eine halb liegende Haltung einzunehmen. Legen Sie ihre Hand
unter ihr Kreuzbein. Sie werden spüren, daß in dieser Haltung das ganze
Gewicht darauf ruht und der Beckenraum dadurch so weit wie möglich
verkleinert wird. Was die Öffnung des Beckens anbetrifft, könnte ihre Lage
gar nicht ungünstiger sein!

Wenn die Frau während der Geburt steht, kniet oder in die Hocke geht, ist
ihr Rumpf nach vorn gebeugt, und der Geburtskanal öffnet sich. Wenn sie
liegt oder sich zurücklehnt, schließt er sich. Untersuchungen, bei denen die
halb sitzende Lage mit der Hocke verglichen wird (in der das Becken am

weitesten geöffnet ist), kommen zu dem Ergebnis, daß bis zu 30 Prozent der möglichen Beckenweite nicht genutzt werden können, wenn eine Frau während der Geburt zurückgelehnt sitzt oder liegt.

Die Nähte zwischen den Schädelknochen des Babys haben ebenfalls viel Spielraum. Sie schließen sich erst später, und die Schädelknochen können sich sogar übereinanderschieben, damit der Kopf durch das Becken paßt. In der aufrechten Haltung kann sich eine Frau die Beweglichkeit ihres Beckens am besten zu Nutze machen und so ihr Baby bei der Geburt unterstützen.

Aufgabe der Gebärmutter

Die Gebärmutter ist ein erstaunlicher Muskel, in dessen Innerem das Baby während der Schwangerschaft heranwächst.

Wenn die Geburt beginnt, zieht sich die Gebärmutter zusammen, der Muttermund wird allmählich hochgezogen und eröffnet, damit das Baby geboren werden kann (siehe S. 86 und 87). Wenn die Mutter aufrecht ist, übt der Kopf des Babys aufgrund der Schwerkraft Druck auf den sich eröffnenden Muttermund aus, und dieser Druck unterstützt die Eröffnung. Untersuchungen ergeben, daß aus diesem Grund die Geburt oft schneller verläuft und die Wehen geburtswirksamer sind, wenn die Frau ihr Kind aktiv zur Welt bringt.

Bei jeder Wehe neigt sich die Gebärmutter nach vorn. Wenn die Mutter sich vorbeugt, unterstützt sie damit die Gabärmutter bei ihrer Wehentätigkeit. Lehnt sie sich aber zurück, muß die Gebärmutter der Schwerkraft entgegenwirken. Dadurch werden die Wehen weniger wirksam und die Geburt ist mit mehr Schmerzen verbunden, denn jeder Muskel, der Widerstand überwinden muß, schmerzt.

Viele Frauen, die ihr Kind aktiv geboren haben, haben mir berichtet, daß die Wehen dann am schmerzhaftesten waren, wenn sie sich für eine Untersuchung hinlegen mußten. Deshalb ist es bei einer Frau in Rückenlage sehr viel wahrscheinlicher, daß sie Schmerzmittel braucht.

Bei einer Wehe neigt sich die Gebärmutter nach vorn.

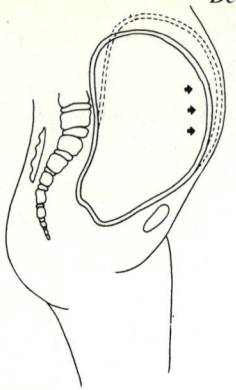

*In der Rückenlage muß
die Gebärmutter der Schwerkraft
entgegenwirken.*

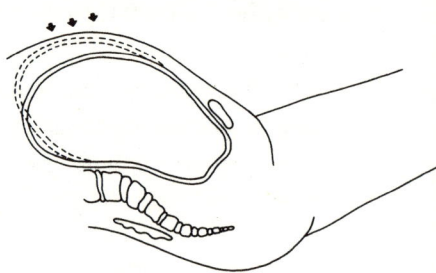

*In aufrechter Haltung, also im Stehen,
in der Hocke oder im Knien wird
die Gebärmuttertätigkeit
von der Schwerkraft unterstützt.*

Blutkreislauf

Während der Schwangerschaft und der Geburt ist das Baby in der Gebärmutter völlig auf den Blutkreislauf der Mutter angewiesen, was seine
Ernährung, Sauerstoffversorgung und die Beseitigung von Abfallprodukten betrifft. Wenn eine Frau auf dem Rücken liegt, drückt die schwere
Gebärmutter auf die wichtigsten Blutgefäße (die Aorta und die untere
Hohlvene, die Vena cava inferior), die an der Innenseite der Wirbelsäule
verlaufen. Dadurch verlangsamt sich der Blutkreislauf; die Blutversorgung
der Gebärmutter und damit auch des Babys verringert sich. Bei unzurei-
chender Sauerstoffversorgung ist die Wahrscheinlichkeit des fötalen Di-
streß-Syndroms sehr viel größer. Deshalb besteht in der Rückenlage das
höchste Risiko eines schlechten Zustands des Babys. In der Rückenlage ist
auch die Gebärmuttertätigkeit durch den verlangsamten Blutkreislauf weniger wirksam.

Hormone

Der gesamte Prozeß von Empfängnis, Geburt und Stillen wird von Hormo-
nen gesteuert, die als Botenstoffe im Körper der Frau fungieren. Liegt die
Frau während der Geburt, ist die Wahrscheinlichkeit größer, daß sie Angst,
Schmerzen und Streß erlebt. Ihr Körper schüttet dann Streßhormone aus
(zum Beispiel Adrenalin), die den Geburtsfortgang hemmen.
Es kann als bewiesen gelten, daß die Rückenlage oder die halb liegende
Haltung den natürlichen physiologischen Geburtsvorgang behindern.
Wenn die Frau nicht gestört wird und sich ungehindert bewegen kann,
kommt ihr ihr eigenes instinktives Wissen bei der Geburt zur Hilfe. Ihr
Körper ist für diese Aufgabe geschaffen, und sie weiß am besten, was für
sie das Richtige ist!

2 Die Schwangerschaft

Empfängnis und Entwicklung des Babys in der Gebärmutter

Die Schwangerschaft beginnt mit der Empfängnis. Eines von Millionen Spermien, die nach dem Liebesakt in die Gebärmutter gelangen, wandert den Eileiter entlang, trifft dort auf eine Eizelle kurz nach dem Eisprung und durchdringt die äußere Hülle, um diese Eizelle zu befruchten.

In den nächsten acht Tagen macht die befruchtete Eizelle ein stürmisches Wachstum durch, während sie sich den Eileiter entlang zur Gebärmutter hin bewegt. Wenn sie dort ankommt, besteht sie aus einem Zellgebilde, das an eine Maulbeere erinnert. Meist landet sie an der Oberseite der Gebärmutter und wächst dort mit kleinen Blutgefäßen an der gut durchbluteten Gebärmutterwand fest. Das sind die ersten Anlagen für die Plazenta. In den darauffolgenden Wochen differenzieren sich die Zellen aus und teilen sich so auf, daß aus den einen der Fötus entsteht, aus anderen die Eihäute, die das Baby umgeben und schützen, aus weiteren die Nabelschnur und aus wieder anderen die Plazenta.

Am Ende des dritten Monats schwimmt das Baby vollkommen ausgebildet in der Gebärmutter im Fruchtwasser, das es während der gesamten Schwangerschaft schützt. In den kommenden sechs Monaten werden die Gebärmutter und das Baby immer größer, bis gegen Ende der Schwangerschaft die Gebärmutter die Rippen erreicht hat und das Baby im Bauch Ihrer Partnerin zweieinhalb bis vier Kilo wiegt und von etwa fünf Litern Fruchtwasser umgeben ist.

Die Gebärmutter ist vor der Schwangerschaft ungefähr zehn Zentimeter lang und hat die Form einer Birne. Sie liegt tief im Inneren des Beckens, zwischen der Blase und dem unteren Darm und dem After. Wenn das Baby sich entwickelt, wächst die Gebärmutter nach oben aus dem Becken heraus, bis es gegen Ende der Schwangerschaft, wie schon erwähnt, fast den gesamten Bauchraum ausfüllt.

Der obere Teil der Gebärmutter wird als *Fundus* bezeichnet, der untere Teil, der sich öffnet, als *Zervix*. Die Zervix, der Muttermund, befindet sich am oberen Ende der Scheide und ist gewöhnlich fest verschlossen. Er hat eine runde Sphinkterform. Während der Schwangerschaft ist er durch einen Schleimpfropf verschlossen, der einen Schutz nach außen bietet. Der Schleimpfropf geht kurz vor Geburtsbeginn oder bei Verstreichen des Muttermundes ab, wenn dieser sich allmählich öffnet, damit das Baby hindurchgleiten kann.

Das Baby im Mutterleib mit Nabelschnur und Plazenta,
umgeben vom Fruchtwasser und der Fruchtblase.

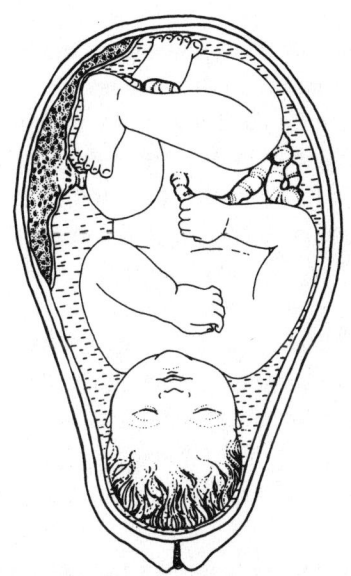

In der Eröffnungsphase zieht sich die Gebärmutter rhythmisch zusammen, um den Muttermund zu eröffnen, und wenn er vollständig eröffnet ist, schiebt sie das Baby in der Austreibungsphase mit kraftvollen Wehen, die vom oberen Bereich ausgehen, hinaus. Nach der Geburt zieht sie sich jedesmal zusammen, wenn das Baby beim Stillen an der Brust saugt, um dann schließlich wieder ihre frühere Größe und Form anzunehmen und sich in den Beckenraum zurückzuziehen.

Die Eihäute, mit denen die Innenseite der Gebärmutter ausgekleidet ist, haben die Form einer Blase, die das Baby umgibt und die mit Fruchtwasser angefüllt ist. Diese Fruchtblase schützt das Baby vor Infektionen und bleibt gewöhnlich die ganze Schwangerschaft über intakt. Unmittelbar vor oder während der Geburt platzt sie, so daß das Fruchtwasser zum Teil oder gänzlich hinausfließt.

Die *Plazenta* besteht aus einem Netzwerk von Blutgefäßen, die den Wurzeln eines Baumes ähnlich sehen. Sie werden von einer Membran zusammengehalten. Nach der Geburt sieht die Plazenta wie ein großes Stück Leber aus und beträgt ein Drittel der Größe des Babys. Gewöhnlich ist die Plazenta im oberen Bereich mit der Gebärmutter verbunden, falls sie sich nicht weiter tiefer eingenistet hat, was als tiefsitzende Plazenta bezeichnet wird.

Die Plazenta erfüllt die ganze Schwangerschaft hindurch eine lebenswichtige Funktion, denn sie übernimmt die Sauerstoffversorgung, die Verdauung und die Ausscheidung für das Baby im Mutterleib. Über sie erhält das Baby seine Nahrung und gibt Abfallstoffe in den Blutkreislauf der Mutter ab. Der Blutkreislauf des Babys und der der Mutter sind völlig voneinander getrennt, und der Austausch von Nährstoffen und Abfallprodukten nur dort, wo die Blutgefäße der Plazenta mit denen der Mutter in der Gebärmutterwand zusammentreffen. Früher glaubte man, daß die Plazenta als Filter dient und verhindert, daß schädliche Stoffe in den Blutkreislauf des Kindes gelangen. Untersuchungen haben jedoch ergeben, das fast alles, was in den Kreislauf der Mutter kommt, auch auf das Baby übergeht. Aus diesem Grund ist es sehr wichtig, daß die Mutter sich gut ernährt und die meisten Medikamente (bitte mit dem Arzt absprechen), Zigaretten und Alkohol meidet.

Nach der Geburt beginnt das Baby mit der Lungenatmung und sucht nach der Brust der Mutter. Die Gebärmutter zieht sich kräftig zusammen, wodurch bewirkt wird, daß sich die Plazenta löst. Durch weitere Wehentätigkeit werden die Plazenta und die Eihäute geboren, was als Nachgeburt bezeichnet wird.

Die Adern in der Plazenta vereinigen sich in der Mitte zu drei großen Blutgefäßen, die ineinander verdreht die Nabelschnur bilden. Eines dieser Blutgefäße transportiert frisches Blut von der Plazenta zum Baby, die anderen beiden befördern das Blut, das Abfallstoffe enthält, vom Baby zur Plazenta zurück. Die Nabelschnur ist mit dem Kind über dessen Bauchnabel verbunden und dient ihm während seines Aufenthalts im Mutterleib als Lebensader. Vom Herzen des Babys wird das Blut in seinen Körper gepumpt, das dann durch die Nabelschnur zur Plazenta und wieder zum Kind zurückfließt.

Die Nabelschnur pulsiert ständig und erhält ihre Funktion auch noch einige Minuten nach der Geburt aufrecht, bis das Baby den Übergang zur selbständigen Atmung vollzogen hat und zum erstenmal durch seine eigenen Lungen mit Sauerstoff versorgt wird. Die Gebärmutter löst sich erst dann von der Gebärmutterwand, wenn ihre Funktion nicht mehr benötigt wird. Die Natur bietet also eine doppelte Versorgung des Babys, wenn es den Übergang zur Unabhängigkeit vollzieht. Deshalb ist es so wichtig, diese Verbindung nicht zu unterbrechen und die Nabelschnur nicht vorzeitig zu durchtrennen, solange sie noch pulsiert und bevor ihre Funktion nicht mehr nötig ist. Viele Geburtshelfer haben in ihrer Ausbildung gelernt, die Nabelschnur sofort nach der Geburt zu durchtrennen; es ist deshalb ratsam, das vorher mit ihnen zu besprechen (siehe S. 118).

Das Baby wächst heran und entwickelt sich weiter, und irgendwann spürt Ihre Partnerin so gegen Ende des vierten, Anfang des fünften Monats die ersten Kindsbewegungen. Ein paar Wochen später können auch Sie die Bewegungen des Babys fühlen, wenn Sie die Hände auf den Bauch der Schwangeren legen. In den folgenden Monaten werden die Bewegungen des Kindes immer deutlicher, und gegen Ende der Schwangerschaft können Sie dann sogar von außen beobachten, wie sich die Konturen des Bauches Ihrer Partnerin verändern, wenn das Baby sich bewegt.

Wissenschaftler meinen, daß das Baby sehr empfindsam ist und auf Geräusche, den emotionalen Zustand der Mutter und auf Berührung reagiert.[1] Wenn Ihnen danach zumute ist, dann reden Sie ruhig mit Ihrem Kind, singen Sie ihm etwas vor, oder berühren Sie es zärtlich. So reagieren auch kleine Kinder ganz instinktiv auf ihr ungeborenes Geschwisterchen!

Gegen Ende der Schwangerschaft

Der Kopf stellt sich ins Becken ein

Gegen Ende der Schwangerschaft, wenn das Baby eine gewisse Größe erreicht hat, dreht sich dessen Kopf, der schwerste Körperteil, meist nach unten und bleibt dann im unteren Teil der Gebärmutter. Normalerweise kommt es beim ersten Kind in den letzten sechs oder acht Schwangerschaftswochen dazu, bei weiteren Kindern passiert das später oder sogar erst während der Wehen. Meist senkt sich der Kopf in das kleine Becken hinein und ist dann bereit für die Geburt. Es heißt dann, »der Kopf hat sich ins kleine Becken eingestellt«. Wenn sich der Kopf ins Becken eingestellt hat, wird das als gutes Zeichen dafür gesehen, daß die Geburt wahrscheinlich komplikationslos verläuft. Hat sich der Kopf jedoch nicht ins Becken eingestellt, heißt das nicht unbedingt, daß es Probleme gibt, kann allerdings ein Hinweis darauf sein. Manchmal stellt sich der Kopf selbst beim ersten Kind erst zum Wehenbeginn ins kleine Becken ein.

Wenn sich das Kind mit dem Kopf nach unten gedreht hat, verspürt die Mutter oft Erleichterung und fühlt sich freier, da das Baby insgesamt tiefer liegt. Oft ist das sogar von außen zu erkennen: Der ganze Bauch senkt sich ab. Manche Frauen haben in den letzten Schwangerschaftswochen ziemlich starke Wehen; die Gebärmutter bereitet sich auf die Geburt vor. Diese Probewehen tun nicht weh und können mehrere Minuten lang andauern, wobei der ganze Bauch hart wird, bis sie vorüber sind. Es handelt sich dabei nicht um die ersten Geburtswehen der frühen Eröffnungsphase, die sehr viel kürzer sind. Sie sind ein gutes Anzeichen dafür, daß alles seinen Gang geht. Manchmal sind die Wehen relativ stark, wenn sich der Kopf des Babys ins Becken senkt, und es kann leicht passieren, daß die Frau diese Wehen für den Geburtsbeginn hält.

Geburtslagen

Die Lage des Babys gewinnt in den letzten Schwangerschaftswochen an
Bedeutung. Regelmäßige Dehnübungen in der Schwangerschaft (siehe 3.
Kapitel) tragen dazu bei, daß das Kind die geeignete Lage für die Geburt
einnimmt.

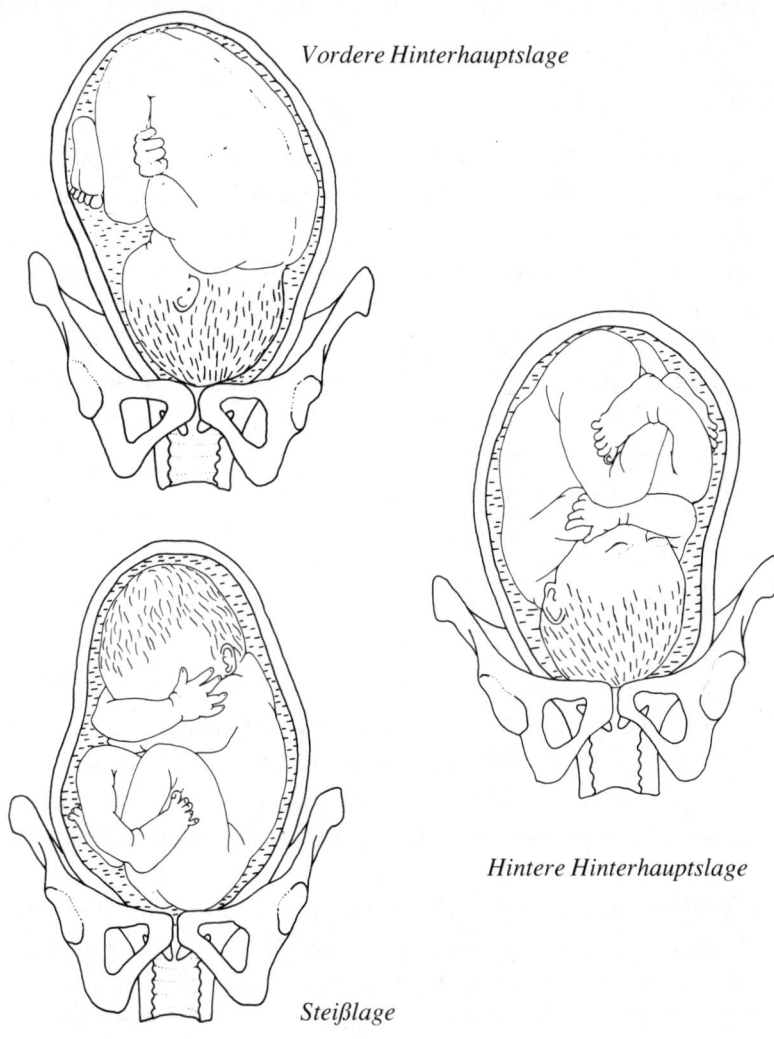

Vordere Hinterhauptslage

Hintere Hinterhauptslage

Steißlage

Vordere Hinterhauptslage

Die meisten Babys befinden sich in der vorderen Hinterhauptslage, d.h., der Kopf liegt unten, der Körper ist gebeugt, die Gliedmaßen zeigen zur Wirbelsäule der Mutter, die Wirbelsäule des Babys drückt sich gegen die Bauchwand der Mutter, meist etwas links oder rechts vom Nabel. Das ist die günstigste Lage für einen leichten Weg durch den Geburtskanal.

Hintere Hinterhauptslage

Auch in dieser Lage ist der Kopf des Babys unten, doch seine Gliedmaßen zeigen zur Bauchdecke der Mutter, seine Wirbelsäule liegt an ihrer Wirbelsäule. Diese Haltung ist eine Abweichung von der normalen Lage und kann manchmal etwas schwieriger sein, was eine längere Eröffnungsphase und mehr Rückenschmerzen für die Mutter bedeutet, da der Hinterkopf des Babys gegen ihren Muttermund drückt.
Oft dreht sich der Kopf ganz von selbst während der Wehen in die vordere Lage. Bei einer aktiven Geburt ist es sehr viel leichter, mit einer hinteren Hinterhauptslage zurechtzukommen, und die Wahrscheinlichkeit, daß die Zange angewendet wird, ist geringer (siehe S. 95).

Steißlage

Das Baby liegt mit dem Kopf nach oben, Po und Füße befinden sich über dem Mutermund. Von der Geburtsmechanik her bringt diese Lage gewisse Schwierigkeiten mit sich, da der Kopf, der größte Körperteil, als letztes geboren wird. Das bedeutet, daß die Nabelschnur vor dem Kopf geboren wird, und wenn die Geburt des Kopfes langsam vonstatten geht, besteht ein größeres Risiko, daß die Nabelschnur zusammengedrückt wird oder daß sich die Plazenta vorzeitig löst. Noch größer sind die Risiken, wenn die Mutter liegt, so daß sie weder die Schwerkraft noch die größtmögliche Öffnung des Beckens nutzen kann. Aus diesem Grund werden Babys bei Rückenlage der Mutter oft mit der Zange oder per Kaiserschnitt entbunden. Wenn jedoch ein Baby in der Steißlage aktiv geboren wird und die Mutter eine aufrechte hockende Haltung einnimmt, verlaufen die meisten Geburten in der Steißlage unkompliziert und können als leichte Abweichung von einer normalen Geburt angesehen werden.

Zum Zeitpunkt der Entstehung dieses Buches haben nur wenige Ärzte und Hebammen versucht oder in Erwägung gezogen, ein Baby in der Steißlage so zur Welt kommen zu lassen, doch in einigen Kliniken, zum Beispiel in Pithiviers in Frankreich, wo es langjährige Erfahrungen mit der aktiven Geburt gibt, ist es ganz normal, daß auch Steißgeburten aktiv und spontan verlaufen. Aus den Statistiken dieser Klinik ergibt sich, daß kein höheres Risiko damit verbunden ist, wenn Babys in Steißlage auf natürliche Weise zur Welt kommen; das Risiko scheint sogar geringer zu sein.

Machen sie folgende Übung:

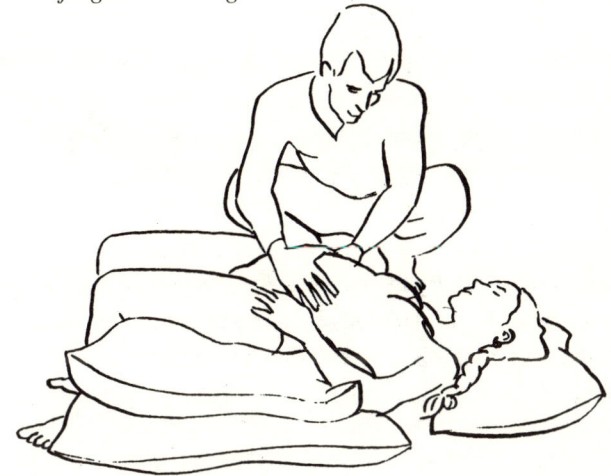

Wenn sich das Baby im achten Monat (d.h. vier Wochen vor dem errechneten Termin) in der Steißlage befindet, kann die Frau folgende Übung machen. Untersuchungen haben ergeben, daß über 80 Prozent der Babys in Steißlage sich spontan drehen, wenn diese Übung regelmäßig gemacht wird.

Bevor die Frau damit anfängt, sollte sie ihre Hebamme bitten, ihr genau zu zeigen, wie das Baby liegt, damit sie weiß, wo der Kopf ist und in welcher Position sich der Körper befindet. Sie sollte sich dann in Rückenlage auf den Boden legen, wobei sie sich vier feste Kissen unter den Po legt, damit ihre Hüften höher liegen als ihr Kopf. In dieser Haltung sollte sie ihren

Bauch massieren (Sie können ihr dabei helfen), und zwar in die Richtung, in die sich das Baby drehen soll. Sie sollte versuchen, durch Konzentration und sanfte Berührung Kontakt mit dem Kind aufzunehmen und zehn Minuten in dieser Haltung bleiben. Die Übung sollte mehrmals am Tag wiederholt werden.

Sobald Ihre Partnerin das Gefühl hat, daß sich das Baby gedreht hat, sollte sie mit der Übung aufhören und sich sobald wie möglich bei ihrem Arzt oder ihrer Hebamme vergewissern, ob das stimmt. Hat sich das Kind gedreht, sollte sie von nun an viel in der Hocke sein, damit sich der Kopf des Babys ins kleine Becken einstellt. Diese Übung kann mehrere Wochen in Anspruch nehmen, ehe sich etwas tut. Ausdauer ist alles. Ich weiß von einem Baby, das sich plötzlich vier Tage nach dem errechneten Geburtstermin gedreht hat!

In der Homöopathie wird empfohlen, daß die Frau das Mittel Pulsatilla nimmt, damit das Baby sich dreht. Für die Frauen, die in homöopathischer Behandlung sind, kann das zusätzlich zur Übung eine Hilfe sein.

Querlage

Es ist sehr selten, daß ein Baby in der Querlage, also seitlich im unteren Teil der Gebärmutter liegt. Wenn sich das Kind nicht von selbst mit dem Kopf nach unten dreht, ist bei der Geburt ein Eingriff nötig.

Sie und Ihre Partnerin während der Schwangerschaft

Die neun Schwangerschaftsmonate werden meist in drei Phasen unterteilt. In den ersten drei Schwangerschaftsmonaten nistet sich das befruchtete Ei ein; die Schwangere kann keine sichtbaren äußeren Anzeichen an ihrem Bauch feststellen. Ihr Körper stellt sich darauf ein, daß der Fötus in der Gebärmutter heranreift und akzeptiert die Umstellungen. Gleichzeitig macht der Fötus ein stürmisches Wachstum und eine rapide Entwicklung durch. Diese Zeit, in der sich der Körper und das Organsystem des Babys ausbilden, ist für den Fötus sehr bedeutsam. Viele Frauen bemerken keinen

Unterschied in ihrem Befinden, oder es geht ihnen sogar ausgesprochen gut. Doch einige Frauen erleben die ersten drei Monate als sehr schwierig, wenn sich das hormonelle Gleichgewicht im Körper verändert und sie sich auf die Schwangerschaft umstellen. Schwangerschaftserbrechen und Müdigkeit sind in dieser Zeit häufig.

Oft ist das auch eine Zeit seelischer Umwälzungen. Die meisten Frauen müssen sich erst an die Tatsache gewöhnen, daß sie ein Baby bekommen und Mutter werden. Die Schwangerschaft ist für alle Familienmitglieder eine Zeit des Wachstums und großer Veränderungen, und auch Sie als werdender Vater erleben möglicherweise innere Turbulenzen, wenn Ihre neue Verantwortung und die sich verändernde Situation immer realer werden. Bei der werdenden Mutter wird das akzeptiert, beim werdenden Vater wird vorausgesetzt, daß auf seine Unterstützung und sein Verständnis Verlaß ist. Es ist wichtig, sich klar darüber zu werden, daß diese neun Monate auch für Sie eine Zeit der Vorbereitung und des inneren Wachstums sind.

Es ist hilfreich, wenn Sie Ihrer Partnerin Ihre Gefühle mitteilen und offen mit ihr und auch mit anderen Vätern darüber sprechen. Wenn es in Ihrer Nähe einen Geburtsvorbereitungskurs für Paare gibt, werden Sie sicherlich froh sein, daß Sie dort andere Männer treffen, die ebenfalls zum erstenmal Vater werden.

Im zweiten Schwangerschaftsdrittel, vom dritten bis zum sechsten Monat, beruhigt sich die Lage im allgemeinen. Viele Frauen genießen diese Phase sehr, es geht ihnen großartig, und sie fühlen sich so wohl wie nie zuvor.

Die letzten drei Monate, wenn die Geburt näher rückt, können ebenfalls emotional sehr aufwühlend sein. Ihre Partnerin fühlt sich vielleicht körperlich nicht mehr so wohl, wenn das Baby zu seiner vollen Größe heranwächst. Diese letzten Wochen dauern manchmal eine Ewigkeit, wenn alle auf das Ereignis hinfiebern, die Aufregung zunimmt und die Spannung steigt. Die Mutter ist möglicherweise heftigen Stimmungsschwankungen ausgesetzt. Es ist deshalb wichtig, daß sie sich besonders darum bemühen, einfühlsam aufeinander einzugehen und sich Zeit füreinander zu nehmen, Dehnübungen und Massagen zu machen (siehe 3. und 4. Kapitel), spazierenzugehen und gemeinsam etwas zu unternehmen, das Ihnen Spaß macht.

Ernährung

Eine gute Ernährung in der Schwangerschaft ist sowohl für die Mutter als auch für das in ihr heranwachsende Baby sehr wichtig und kann entscheidend dazu beitragen, daß Schwangerschaft und Geburt ohne Komplikationen verlaufen.

Während der Schwangerschaft braucht eine Frau 30 Prozent mehr Eiweiß und Vitamine als sonst, und oft empfehlen sich zusätzliche Eisen- und Vitaminpräparate. Auch muß sie etwas mehr als sonst trinken: etwa drei Liter pro Tag. Sorgen Sie ganz unabhängig von Ihrer Ernährungsweise auf jeden Fall dafür, daß Ihre Partnerin genügend Eiweiß zu sich nimmt, egal, ob sie Fleisch, Fisch, Eier, Käse und Milchprodukte bevorzugt oder vegetarisch ißt, und versuchen Sie möglichst, Vollkornprodukte anstatt raffinierter Lebensmittel anzubieten, also Vollkornbrot anstatt Brot aus weißem Mehl, Naturreis und Vollkornnudeln. Wichtig sind auch viel frisches Obst und Gemüse, vor allem grüne Blattsalate und kalziumreiche Lebensmittel wie Milch, Käse, Joghurt oder Hüttenkäse.

Schwangere haben manchmal Heißhunger auf bestimmte Sachen. Das sollte ernst genommen werden, denn häufig weiß ihr Körper am besten, was er braucht. Doch achten Sie darauf, daß sich diese Gelüste nicht hauptsächlich auf Kohlehydrate beschränken! Am besten sorgen Sie für einen Vorrat an nahrhaften Dingen ohne Stärke, wie Nüsse und Rosinen, Mohrrüben, Sellerie usw.

Wenn Sie Naturheilkunde bevorzugen, dann können Sie statt Vitamin- und Eisenpräparaten auch Gewebesalze einnehmen. An homöopathischen Mitteln sind in der Schwangerschaft folgende empfehlenswert:

2. und 6. Monat:	Calciumfluorid + Magnesiumhydrogenphosphat + Ferriphosphat
3. und 7. Monat:	Calciumfluorid + Magnesiumhydrogenphosphat + Natriumchlorid
4. und 8. Monat:	Calciumfluorid + Natriumchlorid + Acidum silicium
5. und 9. Monat:	Calciumfluorid + Ferriphosphat + Acidum silicium

Besprechen Sie das mit Ihrem Arzt oder Homöopathen.

Sexualität und Liebesspiel

Zu diesem Thema kursieren zahlreiche völlig überholte Tabus und viel Aberglauben. Geschlechtsverkehr während der Schwangerschaft ist in Wirklichkeit unbedenklich. Ernstzunehmende, medizinische Gründe gegen Geschlechtsverkehr sind Fehlgeburten bei früheren Schwangerschaften, Blutungen, wenn Ihre Partnerin in den ersten Schwangerschaftswochen Angst hat, das Baby zu verlieren, oder wenn sie bei früheren Schwangerschaften Frühgeburtsbestrebungen hatte.

Ansonsten spricht nichts dagegen, daß Sie bis zur Geburt Geschlechtsverkehr miteinander haben. Es ist sogar eine gute Möglichkeit, die Geburtswehen in Gang zu bringen, wenn es soweit ist, denn die Samenflüssigkeit enthält Prostaglandine, ein Hormon, das zur Erweichung des Muttermundes führt, damit die Spermien in die Gebärmutter gelangen können. Doch werden Sie wahrscheinlich feststellen, daß es Zeiten gibt, zu denen Ihre Partnerin nicht soviel Interesse am Geschlechtsverkehr hat wie normalerweise oder sehr viel mehr Lust dazu hat als je zuvor. Auch bei Ihnen kommt es wahrscheinlich zu Gefühlsschwankungen. Das ist normal.

Probieren Sie beim Geschlechtsverkehr verschiedene Haltungen aus, zum Beispiel, daß Ihre Partnerin oben liegt oder Sie auf der Seite hinter Ihrer Partnerin liegen. Viele Paare haben keinen Geschlechtsverkehr mehr miteinander, weil sie fürchten, daß das Baby dadurch Schaden nehmen könnte. Sie brauchen sich deswegen keine Sorgen zu machen, das Kind profitiert wahrscheinlich sogar von den ausgelösten angenehmen Lustgefühlen und der Nähe. Manche Paare genießen in ihrer Liebesbeziehung eine ganz neue Freiheit, denn in dieser Zeit brauchen sie nicht daran zu denken, daß die Frau schwanger werden könnte! Die Schwangerschaft braucht also überhaupt keine Einschränkung Ihres Liebeslebens zu bedeuten, sondern ist vielmehr eine ausgezeichnete Gelegenheit, Ihre Phantasie spielen zu lassen und verschiedene Möglichkeiten auszuprobieren, um sich gegenseitig Ihre Liebe und Zuwendung zu zeigen.

Schwangerschaftsbeschwerden

Wahrscheinlich geht es Ihrer Partnerin in diesen neun Monaten sehr gut, und das sieht man ihr auch an, vor allem, wenn sie regelmäßig die Dehnübungen macht. Trotzdem kann es zu einigen sehr häufig auftretenden Beschwerden kommen, und meistens gibt es Möglichkeiten, wie Sie ihr helfen können.

Zur besseren Orientierung sind im folgenden einige Beschwerden in alphabetischer Reihenfolge aufgeführt:

Brüste

Während der Schwangerschaft sind die Brüste Ihrer Partnerin wahrscheinlich sehr berührungsempfindlich und haben an Größe zugenommen. Schlagen Sie ihr vor, sich einen guten Stütz-BH zu besorgen, und seien Sie sehr sanft, wenn Sie sie berühren. Es kann sein, daß in der Schwangerschaft schon eine gelbliche Flüssigkeit, das Kolostrum, austritt, die nährstoffhaltige Vormilch, die das Baby als erstes bekommt.

Hämorrhoiden

Das beste Mittel dagegen ist das Anspannen und Loslassen der Schließmuskeln fünfzigmal vor dem Aufstehen und vor dem Schlafengehen. Mit Ausdauer läßt sich dieses Leiden beheben.

Häufiges Wasserlassen

In den ersten Schwangerschaftsmonaten sind Hormone die Ursache, gegen Ende der Schwangerschaft drückt die Gebärmutter auf die Blase. Wundern Sie sich nicht, wenn Ihre Partnerin gegen Ende der Schwangerschaft mehrmals in der Nacht aufstehen muß.

Ischias

Ein plötzlicher stechender Schmerz im Bein wird durch Druck auf den Ischiasnerv im Bereich des Kreuzbein-Darmbein-Gelenks verursacht. Ihre Partnerin kann die gegen Rückenschmerzen empfohlenen Übungen machen, im japanischen Fersensitz sitzen und es mit der Wirbelsäulendehnung versuchen (siehe S. 61 und 71 f.). Schlagen Sie ihr vor, sich auf die Seite zu legen, so daß Sie sanft ihren Kreuzbereich massieren können, bis der Schmerz vergangen ist.

Krämpfe

Wadenkrämpfe sind eine häufige Begleiterscheinung der Schwangerschaft und können sehr beunruhigend sein, wenn sie ganz plötzlich mitten in der Nacht auftreten. Sie können Ihrer Partnerin helfen, indem Sie sie auffordern, den Fuß zu beugen, die Ferse vorzustrecken und die Zehen in Richtung Kopf zu ziehen. Machen Sie eine sanfte Massage, bis der Schmerz vorüber ist. Schlagen Sie ihr die Wadendehnübung vor (siehe S. 69), bevor sie schlafen geht.

Kurzatmigkeit

Das tritt gegen Ende der Schwangerschaft häufig auf und liegt daran, daß der Brustkorb und die Lunge zusammengedrückt werden, wenn das Baby wächst. Schlagen Sie Ihrer Partnerin vor, die Füße hochzulegen, sich zu entspannen und die Arme über dem Kopf auszustrecken, während sie langsam tief in den Bauch hineinatmet. Erst nach der Geburt hört die Kurzatmigkeit wieder auf.

Müdigkeit

Eine Schwangere braucht sehr viel Ruhe. Regelmäßige Dehnübungen und genügend Ruhepausen können Müdigkeit verhindern. Achten Sie auf eine gute Ernährung.

Rückenschmerzen

Machen Sie jeden Tag Dehnübungen (siehe 3. Kapitel), achten Sie dabei besonders auf die Hinweise für einen geraden Rücken.
Wenn Ihre Partnerin oder auch Sie selbst Schmerzen im Kreuzbereich haben, machen Sie außerdem noch die folgenden beiden Übungen:

1 Gehen Sie in den Vierfüßlerstand. Spannen Sie die Pobacken an, und
schieben Sie das Becken vor, so daß Ihr Rücken rund wird wie bei
einem Katzenbuckel. Bleiben Sie ein paar Sekunden lang so, und lassen
Sie die Spannung dann los. Wiederholen Sie das zehnmal.

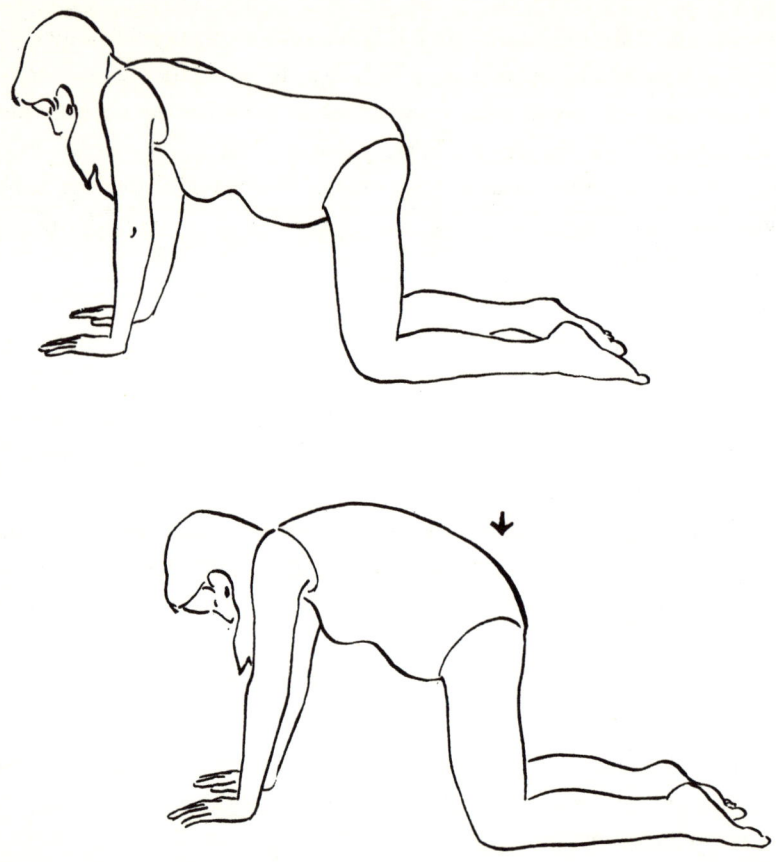

Durch diese und die folgende Übung werden die Gesäßmuskeln gestärkt,
die den unteren Rücken stützen und die Beugung des Beckens regulieren.
Nach den Übungen können Sie den Kreuzbereich Ihrer Partnerin massieren
(siehe S. 81).

2 Legen Sie sich mit dem Rücken auf den Boden. Beugen Sie die Knie, und setzen Sie die Füße nahe am Gesäß auf; die ganzen Fußsohlen berühren dabei den Boden. Legen Sie die Hände seitlich am Boden mit den Handflächen nach unten ab. Spannen Sie die Pobacken an, drücken Sie die Fersen fest auf den Boden, und heben Sie das Becken soweit an, wie es bequem für Sie ist. Bleiben Sie ein paar Sekunden in der Haltung, und lassen Sie sich dann wieder nach unten sinken. Wiederholen Sie das zehnmal.

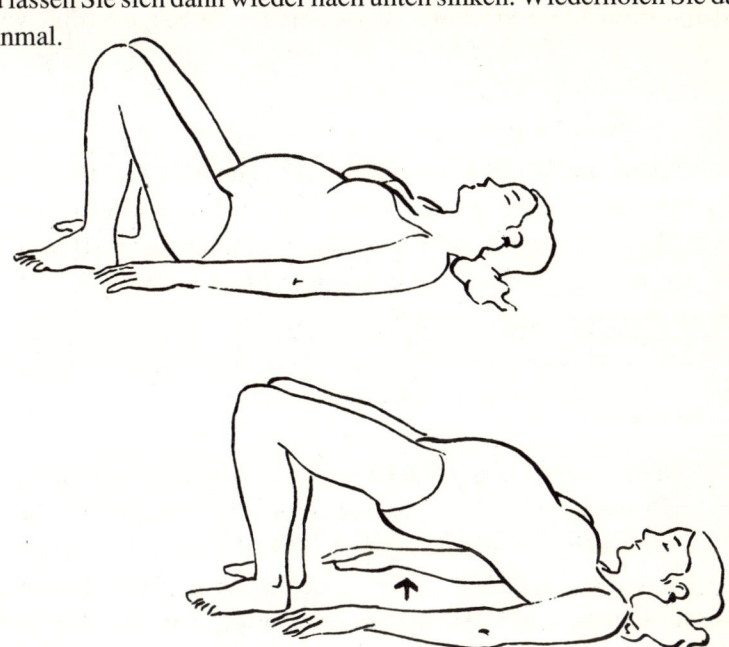

Schlaflosigkeit

Auch das kommt häufig vor. Vielleicht macht sich Ihre Partnerin Sorgen. Bitten Sie sie, mit Ihnen darüber zu reden. Vielleicht fühlt Sie sich auch einfach unwohl! Heiße Milch, viel Humor und zärtliche Umarmungen können Abhilfe schaffen. Sie können ihr versichern, daß wir alle weniger Schlaf brauchen, wenn wir weniger aktiv sind und daß sie wahrscheinlich auch besser schläft, wenn sie aufhört, sich deswegen Sorgen zu machen. Kamillentee vor dem Schlafengehen wirkt beruhigend, ein Glas Wein zum Abendessen kann auch helfen. Durch viele Kissen zum Abstützen findet sie vielleicht eine bequemere Lage.

Schwangerschaftsstreifen

Das sind rote Linien, die meist an den Brüsten, den Oberschenkeln, dem Bauch und den Hüften auftreten. Dehnübungen beugen dagegen vor, ebenso kräftige Massage. Wenn Ihre Partnerin schon Schwangerschaftsstreifen hat, dann ist eine Massage mit Vitamin-E-Öl gut. Nach der Geburt gehen diese Streifen zurück, sind nicht mehr so rot, und wenn sie weiterhin mit Vitamin-E-Öl massiert werden, verschwinden sie beinahe völlig wieder.

Schwindelgefühle

Die Ursache sind Hormone, durch die alle Blutgefäße weicher werden und die den Kreislauf Ihrer Partnerin verlangsamen. Erinnern Sie sie daran, sich gemächlich zu bewegen und anstatt weniger umfangreicher Hauptmahlzeiten über den Tag verteilt viele kleine Mahlzeiten zu essen, damit ihr Blutzuckerspiegel nicht absinkt.

Sodbrennen

Diese häufige, sehr unangenehme Störung wird durch Hormone verursacht, die den Pförtner zwischen Magen und Speiseröhre erweichen. Schlagen Sie Ihrer Partnerin vor, häufig mehrere kleine Mahlzeiten statt viel auf einmal zu essen und alle Speisen zu meiden, die den Zustand verschlimmern.
Manche Frauen sind überzeugt davon, daß ein Saft aus drei in Wasser gekochten Umeboshi-Pflaumen Wunder wirkt. (Es gibt sie in Naturkostläden.) Bewahren Sie den Saft im Kühlschrank auf; bei Bedarf kann er schluckweise getrunken werden. Sie können nach Geschmack Sojasoße hinzufügen, denn er ist sehr sauer.

Übelkeit

Ursache können hormonelle Veränderungen, aber auch körperliche und emotionale Reaktionen auf die Schwangerschaft sein. Meist kommt es in den ersten drei Schwangerschaftsmonaten dazu, doch manche Frauen leiden die ganze Schwangerschaft hindurch unter Übelkeit und Appetitlosigkeit. Wenn das Problem ernst ist, rate ich dazu, einen Homöopathen aufzusuchen, denn es gibt mehre wirksame Mittel dagegen. Tee und Kekse vor dem Aufstehen helfen ebenfalls. Manchmal kann die Übelkeit auch am Abend oder am Nachmittag auftreten. Zusätzliche Vitamin-B-Präparate können Abhilfe schaffen.

Verstopfung

Häufiges Hocken verringert das Problem. Achten Sie auch darauf, daß Ihre Partnerin ballaststoffreiche Nahrung zu sich nimmt und genug trinkt. Gedünstetes Obst, Kleie und Tomaten schaffen Abhilfe. Von Abführmitteln ist abzuraten.

Wasseransammlungen – Ödeme

Am häufigsten treten Wasseransammlungen in den Fingern, Knöcheln und Knien auf, die dadurch anschwellen. Abhilfe kann eine homöopathische Behandlung schaffen. Wasser im Gewebe ist nicht beunruhigend, wenn nicht andere Symptome, wie erhöhter Blutdruck und Eiweiß im Urin, hinzukommen. Doch sollten die Hebamme oder der Arzt konsultiert werden. Wahrscheinlich empfehlen sie eine salzarme Kost.

Zahnfleischbluten

Die Ursache sind hormonelle Veränderungen, das hört auf, sobald das Baby da ist. Oftmals hilft eine weichere Zahnbürste!

3 Übungen

Körperarbeit

Wir alle sind völlig gelenkig auf die Welt gekommen. Ein kleines Kind kann die Übungen in diesem Kapitel mühelos ausführen, und jedes Kind kann hocken, bevor es aufrecht steht. Die Hocke ist eine Ruhehaltung, und in Ländern, in denen Menschen das Hocken gewohnt sind, sitzen, arbeiten und rasten sie stundenlang in dieser Haltung. Wenig Sport in der Schule und schlechte Angewohnheiten, wie das Sitzen auf Stühlen, Autofahren statt zu Fuß zu gehen, Stöckelschuhe oder zu enge Schuhe fordern ihren Tribut: Wir können nicht mehr unser volles Bewegungspotential ausschöpfen, und unsere Gelenke und Muskeln werden steif.

Steifheit und Anspannung im Körper werden auch durch unterdrückte Gefühle und Empfindungen hervorgerufen. Katastrophensituationen, Verletzungen und schmerzliche Erfahrungen, die wir in unserem Leben erfahren, bewirken, daß wir als Abwehr eine Art Körperpanzer entwickeln.

Wenn wir an unserem Körper arbeiten und Steifheit und Anspannung lösen, können wir uns ganz allmählich und sanft von angestauten Emotionen, Ängsten und unterdrückten Gefühlen befreien. Ungelenkigkeit hat in unserer Gesellschaft epidemische Ausmaße erreicht, ohne daß uns dies richtig bewußt wird. Nur sehr wenige Menschen haben sich die ursprüngliche Gelenkigkeit ihres Körpers erhalten, die meisten von uns nützen ihre Bewegungsfähigkeit bei weitem nicht aus. Diese Situation läßt sich jedoch verbessern. Ein steifer Muskel kann seine Elastizität wiedergewinnen, und durch Übung kann die Beweglichkeit eines Gelenks wesentlich erhöht werden.

Gemeinsame Dehnübungen

Ihnen und Ihrer Partnerin bietet sich in der Schwangerschaft die wunderbare Gelegenheit, etwas gemeinsam zu machen, und zwar nicht nur als Vorbereitung auf die Geburt, sondern auch, um persönlich davon zu profitieren. Die Schwangerschaft kann eine Zeit des Wachstums und positiver Veränderungen für die ganze Familie sein.

Wenn das Baby sich im Bauch der Frau entwickelt und immer größer wird, wächst auch die Mutter in eine neue Lebensphase hinein. Ihr Körper hat das natürliche Bestreben, gesund und vital zu sein. Sie sollte diese Gelegenheit nutzen, entspannter und beweglicher zu werden, damit sie für die Geburt und als Mutter in Hochform ist. Sie als ihr Partner können sich an ihren täglichen Dehnübungen beteiligen und damit die Vorteile einer größeren Fitness genießen und gleichzeitig eine neue Möglichkeit zur Entspannung kennenlernen. Die gemeinsam verbrachte Zeit schafft eine Nähe und ein Einvernehmen zwischen Ihnen, wovon Sie während der Wehen, bei der Geburt selbst und in der Zeit des Elternseins zehren können.

Sie werden bei der Geburt feststellen, daß es sehr viel Kraft und Ausdauer erfordert, eine Frau bei der Geburt körperlich zu unterstützen. Jetzt ist der beste Zeitpunkt, steife Knie und Gelenke zu lockern und zu lernen, wie Sie sich am besten entspannen. Je mehr Sie selbst die stützenden Haltungen, die Sie während der Eröffnungsphase und bei der Geburt möglicherweise einnehmen, als bequem und angenehm empfinden und sich mit ihnen vertraut machen, umso besser können Sie Ihrer Partnerin helfen, sich den überwältigenden Kräften zu überlassen, die dann in deren Körper wirksam sind.

Dehnübungen ermöglichen es Ihnen, Ihr Körpergefühl zu verstärken, das ist eine ganz grundlegende Möglichkeit zur Lösung von Spannungen in Muskeln und Gelenken. Durch regelmäßiges Üben wird Ihr Körper gelenkiger, Ihr Wohlbefinden steigt, Sie werden vitaler und bekommen einen intensiveren Kontakt zu Ihrer Partnerin. Wenn Sie ein besseres Gefühl für sich selbst entwickeln, bringt Sie das auch anderen näher.

Anfangs beruht Ihre Beziehung zu Ihrem neugeborenen Baby vor allem auf Körperkontakt und Berührung. In diesen Monaten, in denen sie die Dehnübungen machen, helfen Sie mit, die Grundlage dafür zu schaffen, wie Sie

Ihr Kind im Arm halten, liebkosen und mit ihm spielen, denn Sie ermöglichen eine Selbstverständlichkeit im körperlichen Kontakt miteinander, die ein wichtiger Bestandteil Ihres Elternseins und des Umgangs mit einem Baby und Kleinkind ist.

Dehnen entspannt

Dehnen ist die einfachste und wirksamste Art, um Ihren Körper zu entspannen. In den letzten Jahrzehnten sind viele verschiedene Entspannungstechniken in der Geburtsvorbereitung angewendet worden. Das Dehnen wirkt bis in die tiefsten Verspannungen Ihrer Muskeln hinein und bewirkt als natürliche Folge der Elastizität Ihrer Muskeln eine körperliche Entspannung.

Wenn Sie sich hinlegen und Ihre Gedanken und Sorgen in den Hintergrund treten lassen, indem Sie sich auf die Atmung konzentrieren, werden Sie sich anschließend ausgeruht und entspannt fühlen, ohne jedoch etwas dafür getan zu haben, daß sich die chronische Anspannung in Ihrem Körper verändert. Wenn Sie jedoch an einem sehr günstigen Angriffspunkt Ihres Körpers beginnen, steife Muskeln ganz allmählich zu dehnen und länger werden zu lassen und die Beweglichkeit Ihrer Gelenke zu fördern, werden Sie eine tiefe, dauerhafte Entspannung erfahren, die durch fortwährendes Üben noch zunimmt.

Machen Sie folgende Übung:

Diese Übung hilft Ihnen zu verstehen, wie das Dehnen bewirkt, daß sich Ihr Körper entspannt. Stellen Sie sich aufrecht hin, die Füße im Abstand von etwa 20 cm und parallel. Verschränken Sie die Hände im Rücken. Halten Sie Rücken und Beine gerade, und beugen Sie sich dann von den Hüften aus vor, bis Sie in den Achillessehnen ein Ziehen spüren. Bleiben Sie ein paar Sekunden in dieser Haltung, und richten Sie sich dann langsam auf.

Unsere volle Bewegungsmöglichkeit beim Vorbeugen würde es uns erlauben, den Oberkörper an die Oberschenkel und Knie heranzubringen, so daß der Körper wie ein Taschenmesser zusammenklappt. Sie haben wahrscheinlich festgestellt, daß Sie das bei weitem nicht geschafft haben. Daß Sie beim Vorbeugen in der Achillessehne ein schmerzhaftes Ziehen gespürt haben, liegt an der Verspannung der Muskeln.

Steifheit

Muskeln arbeiten im Körper in Gruppen zusammen. Wenn sich eine Muskelgruppe verlängert und entspannt, wird die andere kürzer und kontrahiert. Wenn Muskeln längere Zeit nicht in ihrer gesamten Bewegungsfähigkeit genutzt werden, verlieren sie ihre Elastizität und verkürzen sich, so daß sie steif werden. Wenn Sie sich vorbeugen, dann werden die Achillessehnen an der Rückseite Ihrer Beine länger und entspannen sich. Wenn Sie diese Bewegung regelmäßig machen, erlangen die Muskeln allmählich ihre Elastizität zurück, das steife, schmerzhafte Gefühl läßt nach und wird allmählich angenehmer, Ihre Lebensenergie kann freier fließen.

Zusammenfassung:
☐ Dehnen ist eine passive, körperlich nicht anstrengende Übung, durch die chronische Spannungen und Steifheit Ihrer Körpermuskulatur wirksam gelöst werden.
☐ Dehnen bewirkt, daß die Muskeln länger werden und sich entspannen. Die Beweglichkeit der Gelenke wird verbessert, indem man sich die Hilfe der Schwerkraft zunutze macht.
☐ Dehnen ist bei Männern, Frauen und Kindern gleichermaßen wirkungsvoll und hilft Leistungs- oder Freizeitsportlern oder Geschäftsleuten ebenso wie einer Frau, die bald ein Kind zur Welt bringen wird.

Warum Dehnübungen für Schwangere?

Durch Dehnübungen kann sich eine Schwangere ausgesprochen gut auf die Eröffnungsphase und die Geburt vorbereiten. Die Gesundheit und Entwicklung ihres Babys hängen von ihrer eigenen Gesundheit ab. Mehr als zu jeder anderen Zeit erfüllen Dehnübungen eine wertvolle Funktion und bringen ihr aus vielen Gründen Vorteile.
☐ Auf ganz natürliche Weise wird ihr Körper geschmeidiger, wenn er sich auf die Geburt einstellt. Durch Hormone, die in der Schwangerschaft ausgeschüttet werden, werden Gelenke, Bänder und Muskeln weicher, so daß ihr Becken beweglicher wird und stärker nachgeben kann. Durch Dehnübungen kann sie sich diese natürliche Vorbereitung ihres Körpers

auf ein erweitertes Becken zunutze machen und die Muskeln ihres ganzen Körpers entspannen und stärken, doch vor allem die des Beckens. Der Kopf ihres Babys paßt genau in ihr Becken hinein, so daß auch geringe Erweiterungen des Beckenraums während der Geburt wichtig und vorteilhaft sind.

☐ Die Dehnübungen tragen dazu bei, daß Haltungen wie die Hocke und das Knien, die der Frau die Eröffnungsphase und die Geburt erleichtern, bequem für sie werden.

☐ Wenn sie dafür sorgt, daß sich unnötige Steifheit und Anspannung während der Schwangerschaft lösen, kann sie besser mit den Schmerzen umgehen, die mit einer heftigen Wehentätigkeit verbunden sind. So lernt sie, ihre normalen Grenzen zu überschreiten und den Schmerz anzunehmen.

☐ Dehnübungen fördern die Durchblutung. Ein beweglicher, elastischer Muskel wird gut durchblutet, so daß Sauerstoff und Abfallprodukte besser transportiert werden können. Das ist während der Schwangerschaft und der Geburt besonders wichtig, denn das Baby im Mutterleib ist bei seiner Nahrungsversorgung und dem Abtransport von Abfallstoffen auf die Blutversorgung der Mutter angewiesen.

☐ Eine gute Durchblutung fördert den Lymphfluß im Körper; der Körper kann Bakterien und Viren besser abwehren.

☐ Dehnübungen führen zu einer verbesserten Atmung, weil die direkt daran beteiligten Muskeln entspannt werden, wodurch sich der Brustraum erweitert. Bei unsere Atmung kommt es außerdem auf die indirekte Funktion der Skelettmuskeln an, damit das Blut von den Extremitäten zum Herzen gepumpt wird. Durch Dehnen des ganzen Körpers fördern wir also die Durchblutung und Atmung und die Regulierung unseres Blutdrucks und Herzschlags.

☐ Dehnübungen bewirken eine Haltungskorrektur, so daß das Baby, wenn es wächst, gut gestützt wird, ohne daß die Mutter sich anstrengen muß. Rückenschmerzen werden vermieden oder gelindert, Krämpfe und Kopfschmerzen gemildert.

☐ Dehnübungen vermitteln ein Gefühl von Leichtigkeit im Körper, was Schwangere als sehr angenehm empfinden, denn es wirkt der Müdigkeit entgegen und gibt neue Energie.

☐ Das Wichtigste jedoch ist, daß durch Dehnübungen das Körpergefühl der Frau vertieft wird. Sie entdeckt eine neue Vertrautheit mit ihrem eigenen Körper, was bewirkt, daß sie ihre eigenen inneren Fähigkeiten zum Gebären entdeckt. Wenn sie bei der Vorbereitung auf die Geburt und das Muttersein mit ihrem eigenen Körper beginnt, erlangt sie ganz von selbst ihr tiefes instinktives Wissen über die Geburt und den Umgang mit ihrem Baby.

Wenn Sie jeden Tag mit ihr Dehnübungen machen, können Sie als Ihr Partner auf bestmögliche Weise helfen.

Der Beginn

Nehmen Sie sich täglich eine halbe Stunde Zeit, am besten dann, wenn Sie möglichst ungestört sind. Direkt vor den Übungen sollten Sie nichts essen. Sie brauchen jeder eine Decke oder einen Teppich am Boden und eine freie Wand.

Zu Beginn werden Sie zunächst Ihre Ungelenkigkeit wahrnehmen. Wenn Sie Ihre Muskeln einsetzen und dehnen, erleben Sie diese Steifheit als schmerzhaftes Ziehen in den Muskeln und Gelenken. Nach ein paar Tagen Übung lassen die unangenehmen Gefühle nach, je mehr Ihre Muskeln sich entspannen. Nach einiger Zeit werden Sie und Ihre Partnerin die Dehnübungen als angenehm und wohltuend empfinden.

Wenn Sie Ihre eigene Ungelenkigkeit entdecken, nehmen Sie auch die Unterschiede zwischen Ihrem Körper und dem Ihrer Partnerin wahr. Sie haben vielleicht steife Knie aber beweglichere Hüften als sie oder umgekehrt. Anfangs sind Männer meist ungelenkiger als Frauen. Sollte das bei Ihnen der Fall sein, dann lassen Sie sich nicht entmutigen, denn jeder Mensch kann gelenkiger werden. Wenn Sie sich von ihr helfen lassen, helfen Sie damit auch ihr!

Fangen Sie mit jeder Übung langsam an, machen Sie sie zunächst nur wenige Sekunden lang, bis Sie schließlich in jeder Haltung bequem drei bis fünf Minuten oder länger verharren können. Machen Sie sich zunächst mit jeder Übung vertraut, und fühlen Sie sich wohl darin, bevor Sie die »Partner-Dehnübungen« machen, die es Ihnen dann ermöglichen, über Ihre üblichen Grenzen hinauszugehen.

Die folgenden Dehnübungen sind ganz speziell als Grundübungen zur Geburtsvorbereitung gedacht. Das Hauptgewicht liegt deshalb auf dem Beckenbereich, den Knien, Fußgelenken und den Körperteilen, die besonders wichtig sind, damit beide Partner die Haltungen, die sie während der Eröffnungsphase und der Geburt einnehmen, bequem beibehalten können. Es werden auch grundlegende Dehnübungen für den gesamten Körper vorgeschlagen. Wenn Sie und Ihre Partnerin sich intensiver mit dieser Art von Übungen beschäftigen wollen, finden Sie in den Literaturempfehlungen ab S. 192 weitere Anregungen hierzu.

Tragen Sie bei diesen Übungen (wenn überhaupt) lockere, bequeme Kleidung – Shorts oder Gymnastikanzüge sind am besten geeignet.

Dehn- und Atemübungen

Tiefe Atmung

Bevor Sie bestimmte Haltungen einnehmen, ist es wichtig, daß Sie lernen, richtig zu atmen. Das verhilft Ihnen jederzeit zu einer tiefen Entspannung, ermöglicht Ihnen beiden, bei den Dehnübungen Spannungen loszulassen, und bringt Ihrer Partnerin außerdem während der Schwangerschaft und bei den Wehen Erleichterung.

Außer daß die meisten Menschen in unserer Gesellschaft sehr steif sind, haben sie ungünstige Atemgewohnheiten. Wenn Sie ein kleines Kind oder ein Baby beim Atmen beobachten, werden Sie bemerken, daß sich der Bauch rhythmisch auf und nieder bewegt, wenn das Kind ein- und ausatmet. Wenn wir das Erwachsenenalter erreicht haben, atmen die meisten von uns viel flacher und in den Brustkorb hinein anstatt tief in den Bauch. Zudem atmen wir auch meist viel zu schnell. Oft nehmen wir schon den nächsten Atemzug, bevor die verbrauchte Luft des letzten Atemzugs aus unseren Lungen ganz ausgeatmet wurde.

Wenn wir uns auf den Atemrhythmus konzentrieren, verhilft uns das dazu, mehr in uns selbst zu ruhen. Jede Art von Meditation basiert auf der Wahrnehmung von Ein- und Ausatmung. Wenn wir täglich einige Minuten damit verbringen, unsere Atmung wahrzunehmen, ist es möglich, geistig ruhig zu werden, den inneren Dialog, der gewöhnlich in unserem Kopf stattfindet, zu unterbrechen oder zu verlangsamen und innerlich Frieden und Entspannung zu finden. Das ist eine Möglichkeit, in einen tieferen Bewußtseinszustand zu gelangen.

In den Stunden der Geburt, wenn sich der Körper der Frau öffnet, um das Kind zu gebären, erlebt sie eine tiefgreifende Veränderung ihres normalen Alltagsbewußtseins. Für manche Frauen kann das ein ausgesprochen spirituelles, ekstatisches Erlebnis sein, ebenso für ihren Partner. Wenn sie jedoch angespannt ist und Angst hat, neigt sie dazu, tief einzuatmen und den Atem anzuhalten und gegen die Vorgänge in ihrem Körper anzukämpfen. Wenn Sie das gemeinsame Atmen üben, können Sie mit ihr zusammen atmen, wenn die Geburt begonnen hat, und das kann ganz entscheidend sein.

1 Atemwahrnehmung

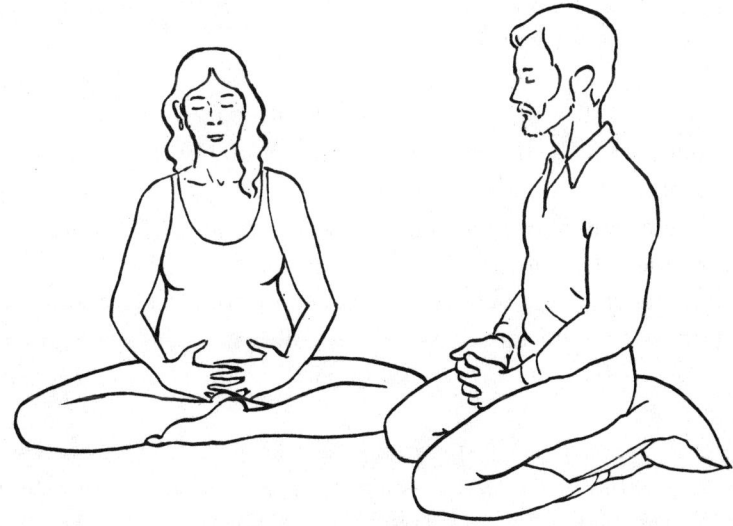

Hinweis:

Wenn Sie sich mit dieser Übung vertraut machen, ist es am besten, einer von Ihnen liest zunächst laut die Anweisungen vor, während der andere die Übung macht; dann wechseln Sie, bis beide die Übung können.

Der Atemzyklus

1. Setzen Sie sich bequem an einen ruhigen Platz. Sie können entweder in den Schneidersitz oder in den Fersensitz gehen, wobei Sie ein kleines Kissen zwischen Gesäß und Waden schieben. Sie können sich auch gegen eine Wand lehnen, so daß Ihr Rücken gut abgestützt ist. Wenn keine dieser Haltungen für Sie bequem ist, setzen Sie sich auf einen Stuhl mit gerader Lehne.
2. Schließen Sie Ihre Augen, und richten Sie Ihre Aufmerksamkeit nach innen. Nehmen Sie Ihre Wirbelsäule wahr: Sie verläuft in gerader Linie vom Kopf bis zum Steißbein.
3. Ziehen Sie die Schultern zu den Ohren hoch, und lassen Sie sie dann fallen, so daß sie entspannt sind.
   Öffnen Sie den Brustkorb, so daß Ihr Brustbein aufrecht ist, und bringen Sie Ihre Schulterblätter im Rücken zusammen.
   Entspannen Sie die Arme, lassen Sie die Hände ganz locker im Schoß oder mit den Handflächen nach oben auf den Knien liegen.
4. Richten Sie Ihre Aufmerksamkeit jetzt ganz ruhig auf Ihren Atemrhythmus. Ihr Körper ist dabei völlig entspannt und locker. Nehmen Sie jeden Atemzug wahr, jede Einatmung und jede Ausatmung. Machen Sie das einige Atemzüge lang.
5. Atmen Sie durch die Nase ein und aus, und konzentrieren Sie sich dann auf die Ausatmung. Lassen Sie jedesmal die ganze Luft aus den Lungen ausströmen. Seufzen Sie langsam den Atem aus, bis Sie das Gefühl haben, leer zu sein.
6. Machen Sie nach jeder Ausatmung ein paar Sekunden Pause, nehmen Sie das Gefühl des Leerseins wahr, bis Sie den Drang zum Einatmen verspüren, und lassen Sie dann die Luft wieder frei in Ihre Lunge strömen.

7. Machen Sie eine Weile so in Ihrem Rhythmus weiter. Konzentrieren Sie sich auf die Ausatmung, machen Sie eine Pause, und atmen Sie dann wieder ein.

Bauchatmung

1. Wiederholen Sie die obige Übung, bis Sie einen angenehmen Atemrhythmus gefunden haben.
2. Legen Sie Ihre Hände auf Ihren Unterbauch. Spannen Sie die Bauchmuskeln ein wenig an, bis Sie spüren, daß sich Ihre Bauchdecke von den Händen weg nach innen bewegt. Dann entspannen Sie sich und schieben die Bauchmuskeln sogar ein bißchen nach außen, ganz sanft, so daß Ihr Bauch Ihren Händen entgegenkommt.
3. Versuchen Sie jetzt, diese Bewegung mit Ihrer Atmung zu koordinieren. Anfangs kann das ein bißchen verwirrend sein, weil Sie vielleicht die Gewohnheit haben, in die Brust zu atmen, doch mit etwas Übung ergibt sich die Bauchatmung wieder ganz natürlich von selbst, wie bei Kindern.

   Wenn Sie *ausatmen*, bewegt sich Ihr Bauch nach innen, weg von Ihren Händen, wenn sich die Lunge entleert.

   Wenn Sie *einatmen*, wölbt sich Ihr Bauch vor, Ihren Händen entgegen, als würde er sich mit Luft füllen.

   Machen Sie diese Bewegungen ganz bewußt, bis sie sich von selbst ergeben. Es hilft vielleicht, wenn Sie beim Ausatmen den Ton »Ahhhh« ertönen lassen.
4. Machen Sie das noch einige Atemzüge lang weiter, wobei sich Ihr Bauch beim Einatmen füllt und beim Ausatmen leer wird. Legen Sie dann die Hände in den Schoß. Atmen Sie normal ein und aus, konzentrieren Sie sich auf die Ausatmung. Machen Sie das noch ein paar Minuten lang oder auch länger, wenn sie mögen, wobei Sie mit Ihrer Aufmerksamkeit beim Atemrhythmus bleiben.

Eine Variation dieser Übung, für Sie allein, finden Sie auf S. 54.

Bauchatmung für die Geburt

Wiederholen Sie die Schritte 1. bis 3. der ersten Atemübung, atmen Sie jedoch dieses Mal durch die Nase *ein* und durch den Mund *aus*. Kehren Sie am Ende zu Ihrer normalen Atmung zurück (ein und aus durch die Nase). Üben Sie diese Atmung in Kombination mit den Gebärhaltungen auf S. 88 ff.

Manche Frauen fühlen sich wohl, wenn sie während der Geburt ausschließlich durch die Nase atmen, doch wenn es anstrengender wird, öffnen die meisten Frauen beim Atmen den Mund. Als Vorbereitung ist es also ratsam, ein paar Minuten lang die Ausatmung durch den Mund zu üben. Wenn sich der Muttermund öffnet, damit das Baby geboren werden kann, öffnet die Frau ganz natürlich den Mund und wird wahrscheinlich immer heftiger ausatmen und dabei gleichzeitig auch schreien, singende Laute von sich geben oder stöhnen. Viele Frauen seufzen beim Ausatmen gerne mit und empfinden es als große Hilfe, wenn ihr Partner mit ihnen zusammen ausatmet.

Variation für Sie allein

Folgende Übung ist für Ihre Partnerin nicht geeignet, denn sie sollte in der Schwangerschaft nicht flach auf dem Rücken liegen. Machen Sie die gleiche Übung auf dem Boden, flach auf den Rücken liegend, lassen Sie die Beine bequem auseinanderfallen und legen Sie die Arme seitlich locker ab, die Handflächen zeigen dabei nach oben oder liegen auf Ihrem Bauch. Lassen Sie Ihren ganzen Körper schwer und entspannt werden, und befolgen Sie dann die gleichen Anweisungen wie zuvor.

2 Der Schmetterling

Setzen Sie sich mit dem Rücken an die Wand, und strecken Sie die Beine aus. Halten Sie die Wirbelsäule gerade, und legen Sie dann die Fußsohlen aneinander, etwas 30 cm vom Schambein entfernt. Umfassen Sie die Füße mit den Händen, oder stützen Sie Ihren Rücken mit den Händen seitlich

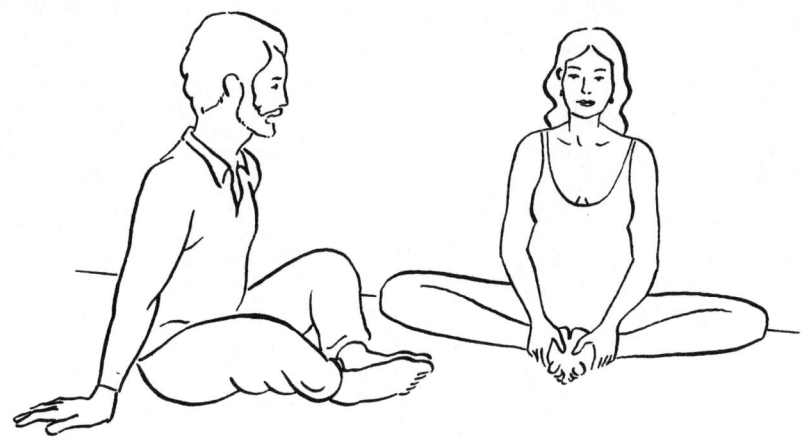

neben oder knapp hinter sich ab. Wippen Sie mit den Knien ganz sanft zum Boden hin, und dehnen Sie dabei die Innenseiten der Oberschenkel und der Leistengegend. Wenn Sie lockerer geworden sind, dann ziehen Sie die Füße so nah wie möglich zum Schambein hin.

Hinweis:
Achten Sie besonders auf die Wirbelsäule, die immer gerade sein sollte. Wenn die Wirbelsäule zusammensinkt, kippt das Becken nach hinten, und die Übung ist wirkungslos. Wenn Ihnen diese Übung anfangs schwerfällt, setzen Sie sich an den Rand eines kleinen Kissens, stützen Sie den Rücken an der Wand oder mit den Händen ab, und wippen Sie mit den Knien sanft zum Boden hin, bis Sie immer mehr nachgeben können.

Wirkung:
Durch diese Übung werden die Muskeln an den Innenseiten der Oberschenkel und die Beckenbodenmuskeln gedehnt und gelockert, wodurch sich die Durchblutung und der Muskeltonus verbessern. Auch wird die Beckenneigung korrigiert, was zu einer guten Haltung der Mutter beiträgt, so daß ihr immer größer werdendes Baby gut abgestützt ist. Der Beckenraum wird seitlich gedehnt, was die Beweglichkeit der Gelenke fördert.

Partnerdehnübung

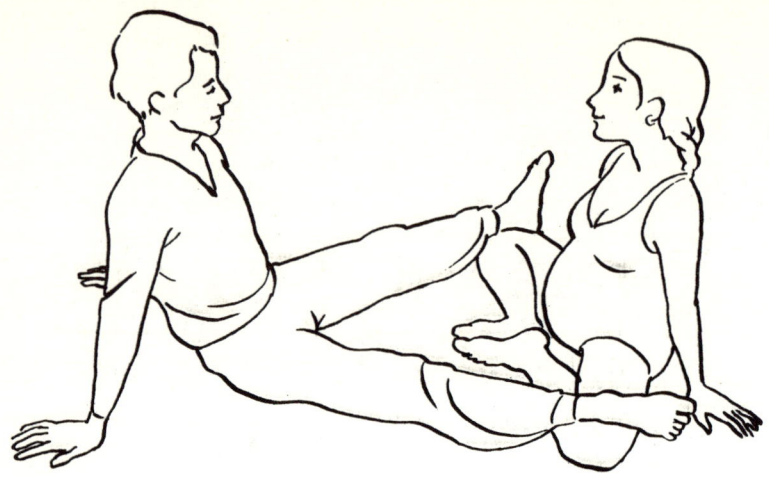

Sobald Sie diese Haltung fünf Minuten lang bequem beibehalten können, versuchen Sie sie gemeinsam mit Ihrer Partnerin.

Wenn Sie unterstützen:

1. Lassen Sie die Knie gerade, und legen Sie die Fersen auf die Knie Ihrer Partnerin.
2. Stützen Sie sich im Rücken mit den Händen ab, entspannen Sie sich völlig, und stimmen Sie sich auf die Atmung Ihrer Partnerin ein.
3. Durch das Gewicht Ihrer Beine spürt Ihre Partnerin eine stärkere Dehnung. Je näher Ihre Füße an deren Knie liegen, umso stärker die Dehnung.
4. Machen Sie das beim ersten Mal nur ein oder zwei Sekunden lang, und steigern Sie die Zeit den Wünschen Ihrer Partnerin entsprechend.

Wenn Ihre Beine gedehnt werden:

1. Lassen Sie Ihr Gesäß ganz dicht an der Wand, und halten Sie den Rücken gerade.
2. Ziehen Sie die Fersen so nahe wie möglich ans Schambein.
3. Konzentrieren Sie sich auf die Atmung, und versuchen Sie loszulassen und Ihre Knie allmählich den Boden berühren zu lassen.
4. Spüren Sie die Dehnung in den Innenseiten der Oberschenkel, und sagen Sie Ihrem Partner, wann Sie aufhören möchten.

3 Spreizen der Beine

Sitzen Sie mit weit gespreizten Beinen am Boden, Ihr Rücken ist dabei so gerade wie möglich. Damit er gerade bleibt, setzen Sie sich am besten auf die Kante eines kleinen Kissens, oder stützen Sie sich mit den Händen hinter sich am Boden ab. Spannen Sie die Knie an, und strecken Sie die Fersen aus, ziehen Sie die Zehen zum Körper hin. Bleiben Sie ein paar Minuten in dieser Haltung, und versuchen Sie, sich durch bewußte Atmung die Dehnung angenehmer zu machen.

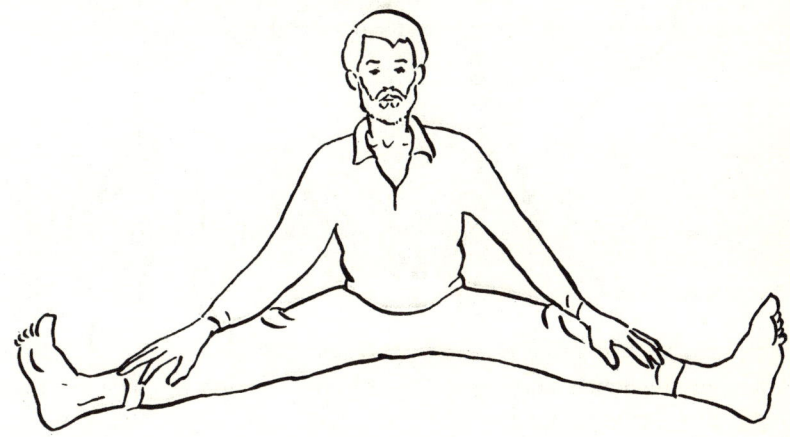

Wirkung:
Durch diese Übung werden die Adduktoren, die Muskeln in den Innenseiten der Oberschenkel, gedehnt, die eine Verbindung mit dem Genitalbereich und der Gebärmutter haben sollen. Wenn Anspannung und Blockaden in diesem Bereich gelöst werden, erhöht das die Freude an der Sexualität; es ermöglicht, sich offener zu fühlen, Vitalität und Energie nehmen zu. Während der Schwangerschaft fällt einer Frau diese Dehnung immer leichter, und das ist für sie bei den Wehen und der Geburt von großem Vorteil.

Partnerdehnübung

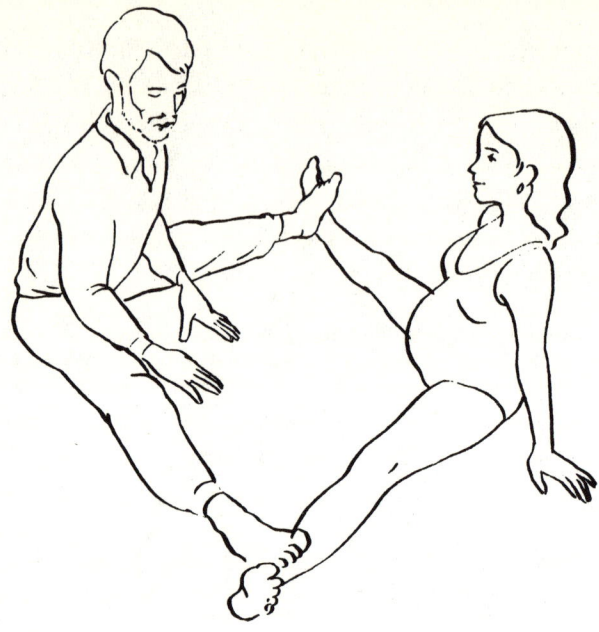

Wenn Sie unterstützen:

1. Knie und Rücken sind gerade. Sie stützen sich mit den Händen hinter Ihnen am Boden ab.
2. Legen Sie Ihre Füße auf die Fußknöchel Ihrer Partnerin, und kommen Sie ganz vorsichtig und langsam näher, wodurch Sie die Beine der Frau weiter auseinanderspreizen, bis sie Sie bittet aufzuhören.
3. Stimmen Sie sich auf die Atmung Ihrer Partnerin ein, und folgen Sie ihren Hinweisen.

Wenn Ihre Beine gedehnt werden:

1. Halten Sie Knie und Rücken gerade, und strecken Sie die Fersen aus. Halten Sie den Körper so aufrecht wie möglich.
2. Finden Sie Ihren Atemrhythmus, und versuchen Sie, beim Ausatmen Spannung loszulassen. Machen Sie Ihrem Partner dabei deutlich, wie weit die Dehnung gehen soll.

4 Dehnung der Knie

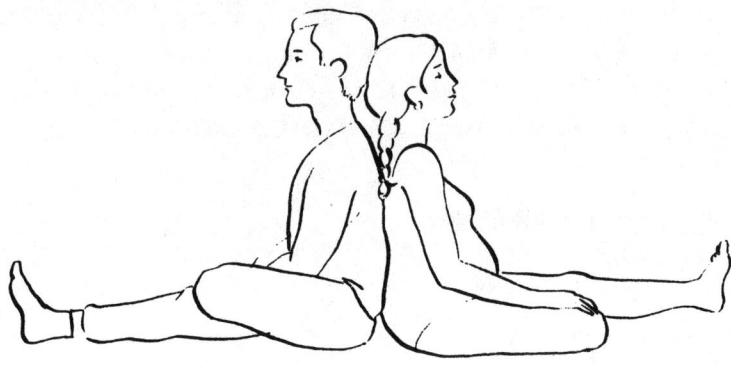

Setzen Sie sich mit ausgestreckten Beinen und geradem Rücken auf den Boden. Beugen Sie ein Knie, nehmen Sie den Fuß, und legen Sie ihn so nah wie möglich am Körper auf den gegenüberliegenden Oberschenkel. Nähern Sie ganz langsam und vorsichtig das gebeugte Knie dem Boden an, und bringen Sie es dann immer näher zum anderen Knie. Sie können diese Übung beim Fernsehen oder zu jeder anderen Gelegenheit im Laufe des Tages machen.

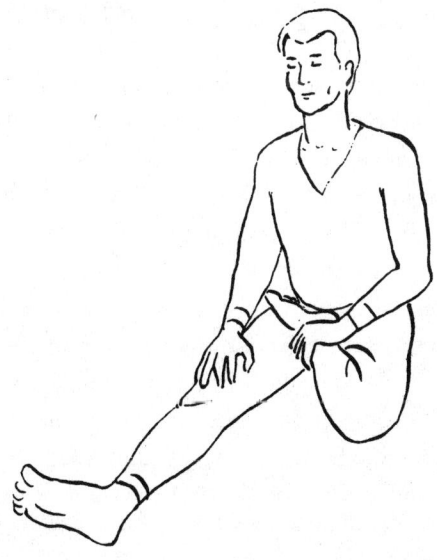

Wirkung:

Die Knie sind die größten Gelenke des Körpers und werden sehr leicht steif. Um sich in den Gebärhaltungen wohlzufühlen und auch beim Abstützen der Frau ist es wichtig, gelenkige Knie zu haben. Anfangs sind steife Knie sehr schmerzhaft, doch mit der Zeit und viel Geduld lassen Sie sich lockern.

5 Dehnung der Fußknöchel

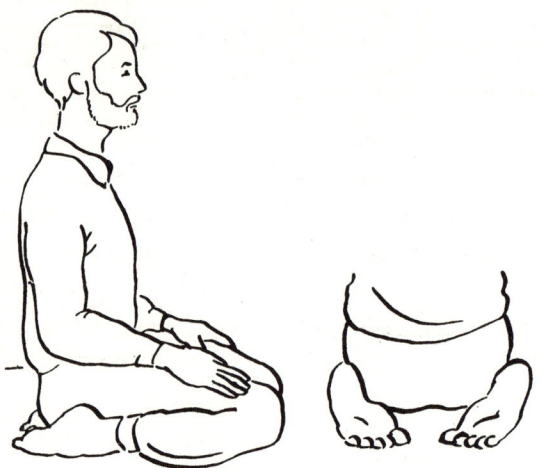

Setzen Sie sich mit geschlossenen Knien und gerader Wirbelsäule auf die Fersen. Behalten Sie diese Haltung ein paar Minuten lang bei. Sobald Sie bequem auf Ihren Fersen sitzen können, versuchen Sie, ganz langsam die Füße seitlich wegrutschen zu lassen, so daß ihr Becken den Boden berührt. Achten Sie darauf, daß die Zehen nach innen und die Fersen nach außen gerichtet sind.

Wirkung:

Viele Menschen leiden unter steifen Kniegelenken und Fußknöcheln und empfinden diese Übung als sehr schwierig und schmerzhaft. Reglmäßiges Üben, wobei Sie mit wenigen Sekunden beginnen und dann auf fünf Minuten steigern, fördert die Geschmeidigkeit dieser Gelenke und mindert den Schmerz. Am Anfang oder wenn Sie diese Haltung einnehmen, um die Frau bei der Geburt zu unterstützen, legen Sie sich am besten ein Kissen zwischen Gesäß und Oberschenkel, damit es bequemer ist.

6 Japanischer Fersensitz

1. Sitzen Sie aufrecht mit dem Gesäß zwischen Ihren Füßen und möglichst weit gespreizten Knien, die Zehen zeigen einwärts zueinander hin. Wenn es Ihnen schwerfällt, zwischen Ihren Füßen zu sitzen, setzen Sie sich auf die Fersen. Bleiben Sie einige Sekunden lang in dieser Haltung, und steigern Sie das allmählich auf drei Minuten.
2. Beugen Sie sich mit geradem Rücken und geraden Armen nach vorn, und stützen Sie sich mit den Händen ab. Ihr Gesäß bleibt dabei ganz nahe bei den Füßen. Beugen Sie sich aus den Hüften heraus vor, nicht aus dem Lendenbereich. Versuchen Sie, in eine Schaukelbewegung zu kommen, wobei Sie Ihr Körpergewicht von den Armen auf die Beine verlagern.
3. Wenn Ihnen 1. und 2. keine Mühe machen, dann versuchen Sie, sich mit geradem Rücken auf die Ellenbogen niederzulassen. Probieren Sie wieder, in eine Schaukelbewegung zu kommen, wobei Sie die Knie jedesmal bei der Vorwärtsbewegung noch ein bißchen weiter spreizen.
4. Wenn Ihnen 1., 2. und 3. leichtfällt, dann können Sie mit geradem Rücken Kopf und Brust am Boden ablegen. Sobald Ihr Brustkorb am Boden ruht, verschränken Sie die Hände hinter dem Rücken.

Hinweis:
Wenn Sie nicht ausgesprochen gelenkig sind, dauert diese Übung Monate. Beginnen sie ganz langsam mit 1., und beugen Sie sich allmählich immer weiter vor.

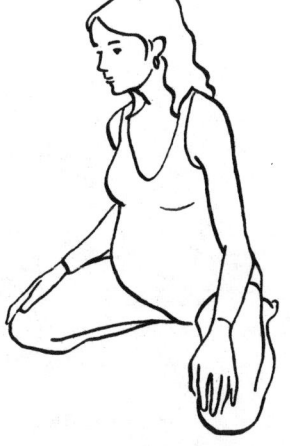

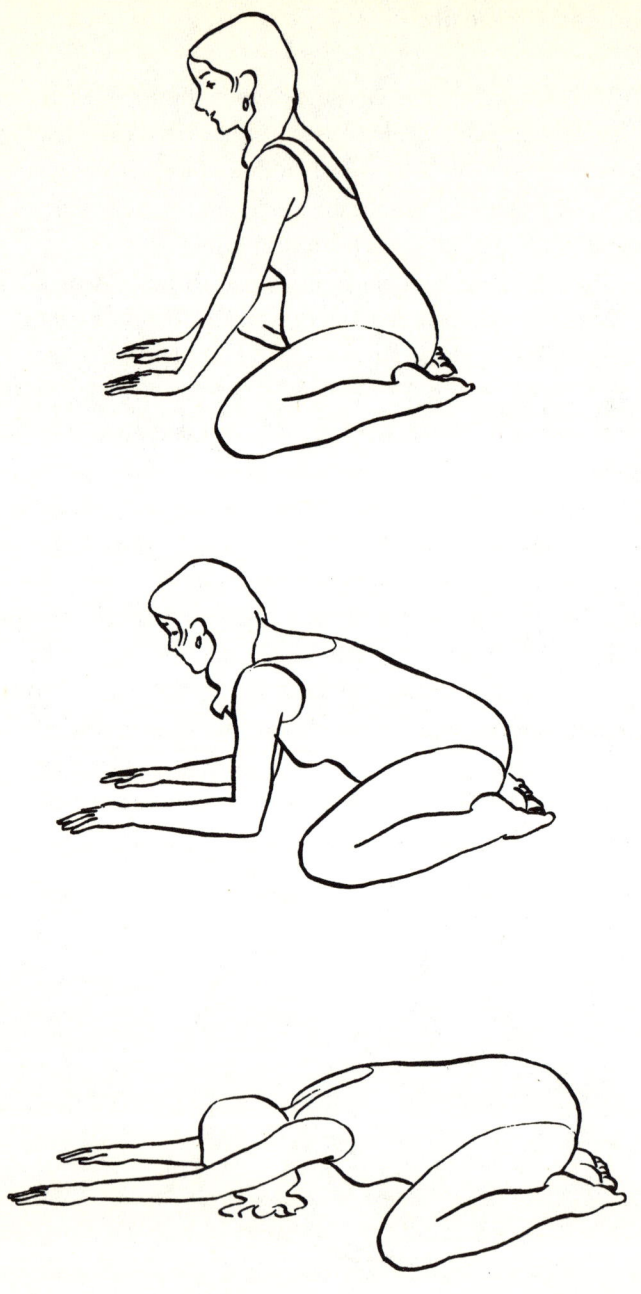

Wirkung:
Diese Übung lockert Spannungen in der Leistengegend und den Becken-
gelenken, verbessert die Haltung und tut dem Lendenbereich gut, indem
sie Rückenschmerzen lindert oder behebt. Sie trägt zur Erweiterung der
Beckenöffnung bei und läßt die der Knie und Fußgelenke geschmeidiger
werden. Das ist eine Haltung, die sehr gut auf die Eröffnungsphase und
die Geburt vorbereitet und in der Spätschwangerschaft sehr wohltuend
für die Mutter ist, da sie deren unteren Rücken vom Gewicht des Babys
entlastet.

Partnerdehnübung

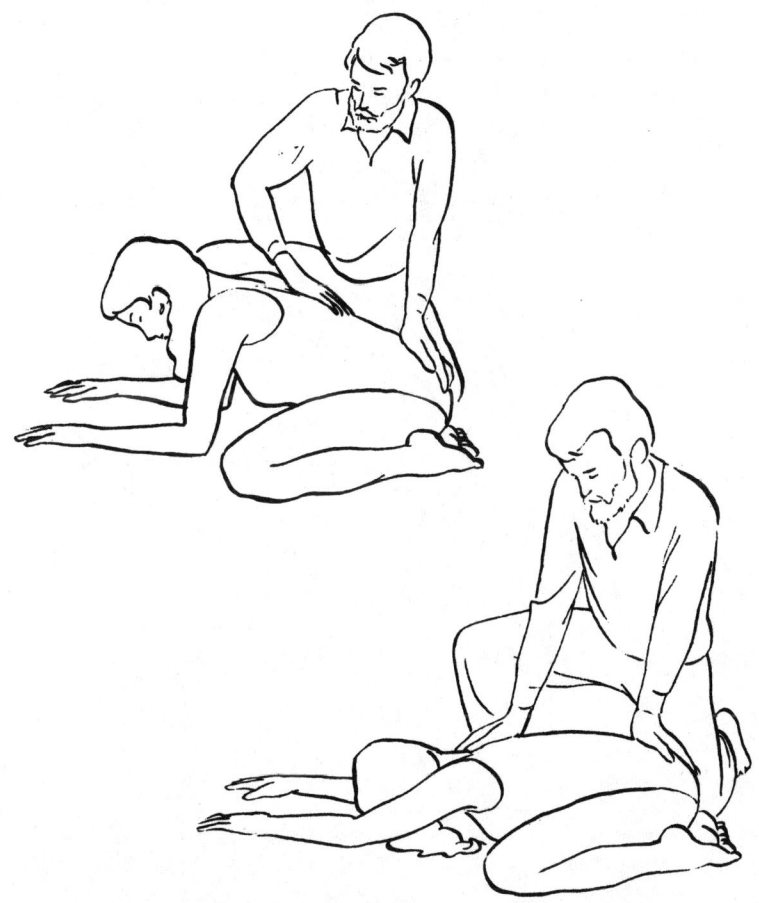

Wenn Sie unterstützen:

1. Sie halten den Rücken aufrecht, die Ellenbogen sind gestreckt. Sie setzen jetzt ganz sanft Ihr Körpergewicht ein, um mit Ihren Händen Druck auf den Kreuzbereich Ihrer Partnerin auszuüben.
2. Achten Sie darauf, daß die Wirbelsäule Ihrer Partnerin gerade bleibt.
3. Ihr Gewicht sollte vorsichtig nach unten und zu den Füßen Ihrer Partnerin hin wirken.
4. Beginnen Sie ganz sanft, und wenn Sie mehr Gewicht einsetzen möchten, dann machen Sie das gleichzeitig mit der Ausatmung Ihrer Partnerin.
5. Setzen Sie Ihr Körpergewicht ein, niemals Kraft.

Wenn Sie gedehnt werden:

1. Halten Sie den Rücken gerade.
2. Öffnen Sie die Knie so weit wie möglich.
3. Konzentrieren Sie sich auf die Atmung, vor allem die Ausatmung.

7 Schulterdehnung

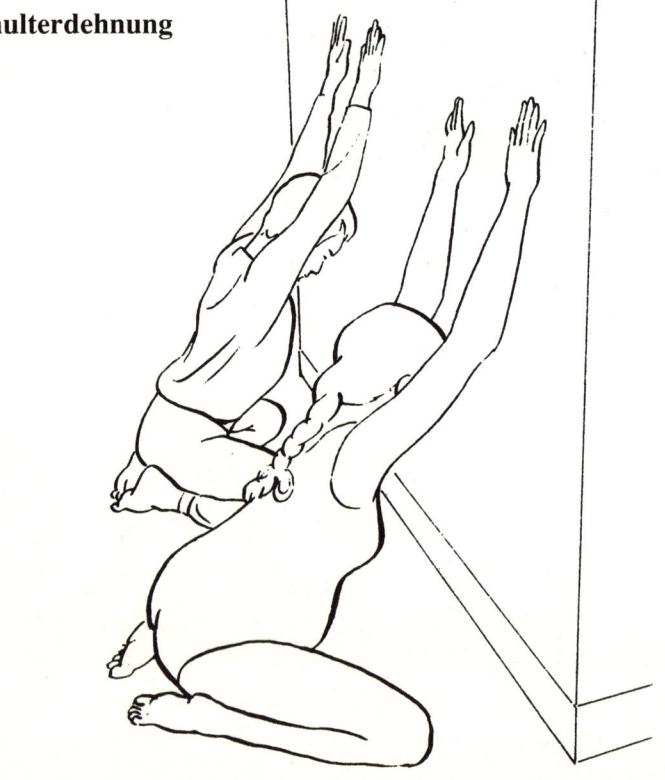

1. Setzen Sie sich im Fersensitz vor eine Wand im Abstand von etwa einer Armlänge, und spreizen Sie die Knie so weit, wie es Ihnen bequem ist.
2. Heben Sie mit durchgestreckten Ellenbogen die Arme, und legen Sie sie gegen die Wand, die Hände schulterbreit voneinander entfernt. Die Ellenbogen bleiben gestreckt, die Finger und Handflächen liegen flach an der Wand auf.
3. Strecken Sie das Brustbein der Wand entgegen, und lassen Sie gleichzeitig die Schultern sinken, wobei Sie die Schulterblätter im Rücken zusammendrücken.
4. Sie sollten die Dehnung nur in den Schultern und den Armen spüren. Wenn sich der Rücken unangenehm anfühlt, müssen Sie ein bißchen näher zur Wand hin- oder von ihr wegrücken.
5. Atmen Sie tief und ruhig ein und aus, und bleiben Sie anfangs einige Sekunden in dieser Haltung. Steigern Sie sie allmählich auf fünf Minuten.

Wirkung:
Durch diese Übung dehnt sich der Oberkörper aus, die Atmung verbessert sich, und der Schulter- und Lendenwirbelbereich werden entspannt.

Partnerdehnübung

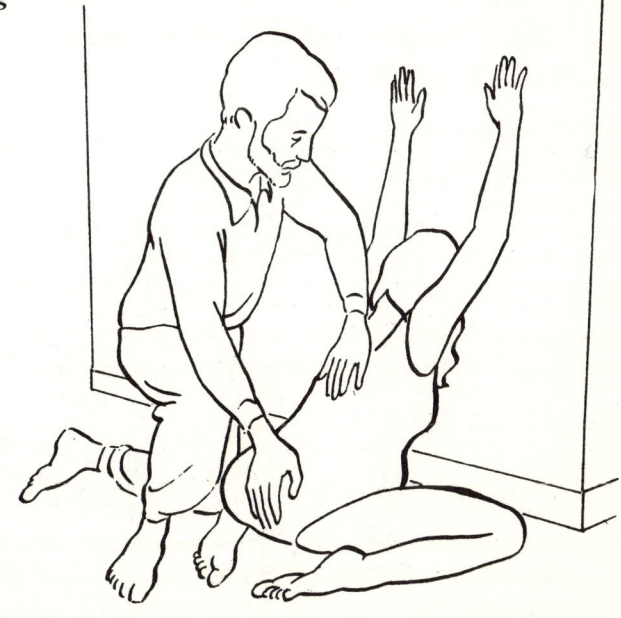

Wenn Sie unterstützen:

1. Halten Sie die Ellenbogen gerade, und setzen Sie sanft Ihr Körpergewicht ein, und zwar abwärts gerichtet zum Po Ihrer Partnerin hin.

2. Verlagern Sie Ihr Gewicht allmählich etwas auf die Hände, und drücken Sie mit dem Ballen der unteren Hand vorsichtig das Steißbein Ihrer Partnerin zu Boden.

3. Stimmen Sie sich auf die Atmung Ihrer Partnerin ein, und lassen Sie sich von ihren Anweisungen leiten.

Wenn Sie gedehnt werden:

1. Die Hände sind schulterbreit voneinander entfernt, die Ellenbogen gestreckt.

2. Lassen Sie die Schultern sinken, bringen Sie Ihr Brustbein näher zur Wand, und führen Sie die Schulterblätter zusammen und nach unten zum Lendenbereich hin.

3. Sorgen Sie dafür, daß Sie sich wohl dabei fühlen und die Dehnung in Schultern und Armen spüren. Leiten Sie Ihren Partner an, wenn er den Druck ganz allmählich verstärkt und nach unten richtet und Sie das Gewicht auf sich ruhen fühlen, anstatt es als schiebenden Druck zu empfinden.

4. Achten Sie darauf, daß Ihr Partner sich nicht zu schwer auf Ihren unteren Rücken lehnt.

8 Nackendehnung

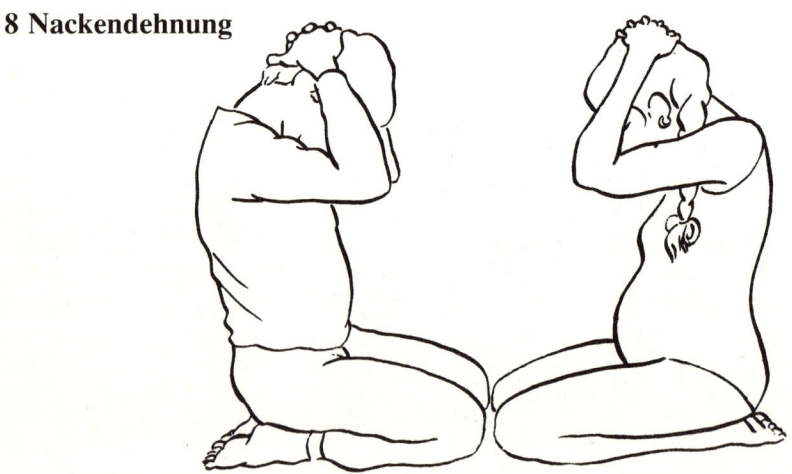

Während Sie stehen oder sitzen, verschränken Sie die Hände am Hinterkopf. Lassen Sie die Arme hängen, und führen Sie ganz bewußt die Schultern und die Schulterblätter nach unten. Die Dehnung sollte im Nacken vom Schädelansatz bis zu den Schulterblättern spürbar sein. Atmen Sie tief, und bleiben Sie einige Sekunden oder auch bis zu einer Minute in dieser Haltung.
Wirkung:
Durch diese Dehnung entspannen sich die Nackenmuskeln, die Augen, das Gesicht; Spannungskopfschmerzen lassen nach.

9 Vorbeugen

Stellen Sie sich mit leicht gegrätschten Beinen hin. Drehen Sie die Zehen etwas einwärts und die Fersen nach außen. Die Füße ruhen mit der ganzen Sohle auf dem Boden. Beugen sie sich aus den Hüften heraus vor, halten Sie die Wirbelsäule gerade, und verschränken Sie die Hände im Rücken. Lassen Sie sich einige Sekunden lang so hängen, und atmen Sie dabei tief. Richten Sie sich aus den Hüften heraus allmählich wieder auf.
Wiederholen Sie das ein paarmal.
Versuchen Sie diese Übung noch einmal, wobei die Grätsche diesmal so breit ist, daß der Abstand zwischen den Füßen etwa 90 Zentimeter beträgt.

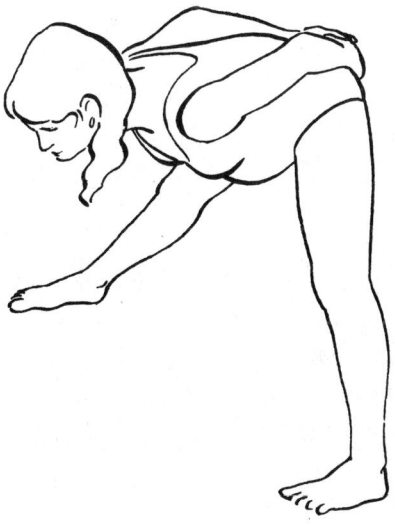

In den letzten Schwangerschaftsmonaten können Sie Ihre Partnerin beim Vorbeugen sehr gut unterstützen, wenn Sie vor ihr stehen und ihr Gewicht übernehmen, indem Sie ihre Ellenbogen ergreifen und abstützen. Ihr Rücken sollte dabei gerade sein und einen Linie mit Kopf und Armen bilden.

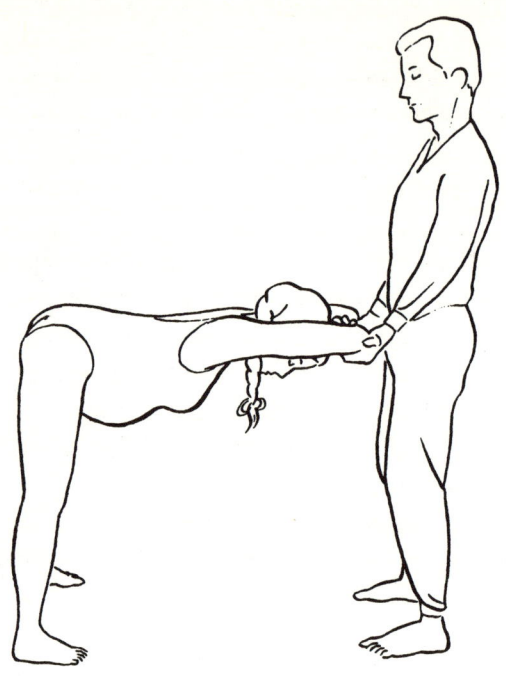

Hinweis:
Es ist wichtig, daß die Wirbelsäule bei dieser Übung völlig gerade ist und Sie den Rücken nicht krümmen.

Wirkung:
Durch diese Übung werden die Muskeln an der Rückseite der Beine Ihrer Partnerin gedehnt, die Durchblutung wird gefördert. Die Übung gibt neue Energie und hilft gegen Müdigkeit. Wenn diese Beinmuskeln flexibel sind, wird eine Belastung des Lendenwirbelbereichs vermieden und dadurch Rückenschmerzen und einer schlechten Haltung vorgebeugt.

10 Wadendehnung

Stellen Sie sich im Ausfallschritt direkt vor eine Wand, d.h. in Schrittstellung, bei der das hintere Bein gestreckt ist und das Gewicht auf dem vorderen, abgewinkelten Bein ruht. Stützen Sie sich mit den Ellenbogen, die Sie verschränkt vor den Kopf halten, an der Wand ab. Lassen Sie Ihren Kopf auf den Armen ruhen. Drücken Sie dann die Ferse des gestreckten hinteren Beines zu Boden, so daß die Wadenmuskulatur und die Achillessehne leicht gedehnt werden. Bleiben Sie ein paar Sekunden in dieser Haltung, atmen Sie tief, und wechseln Sie dann die Beinstellung. Wiederholen Sie das mehrmals.

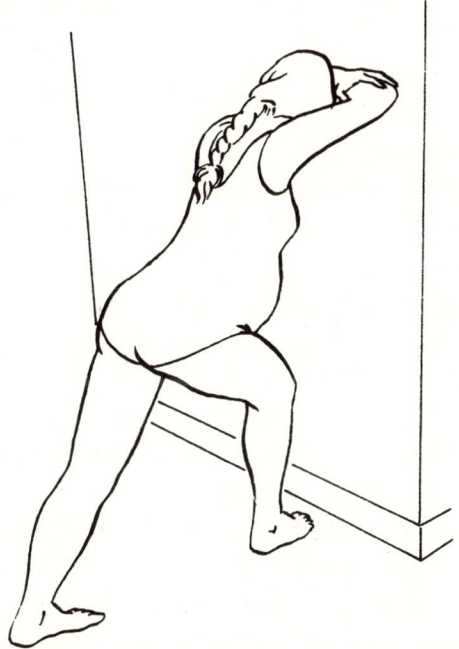

Wirkung:
Durch diese Übung werden die Wadenmuskeln gedehnt, und sie entspannen sich. Ebenso werden die Fußgelenke beweglicher, die Hocke fällt Ihnen leichter. Machen Sie abwechselnd jeweils einige Minuten diese Dehnübung und die Hocke (Übung 11).

11 Hocke

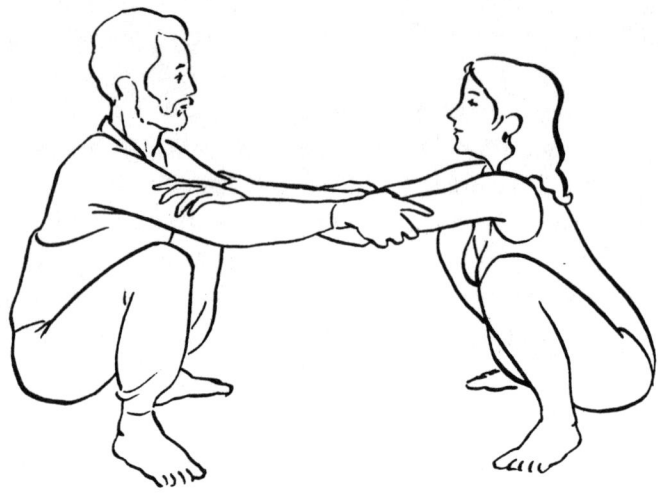

1. Ihre Partnerin und Sie stehen sich gegenüber und ergreifen gegenseitig Ihre Arme oberhalb der Ellenbogen, die gestreckt sind. Machen Sie eine leichte Grätsche, so daß der Abstand Ihrer Füße ungefähr 30 Zentimeter beträgt; die Zehen zeigen dabei geradeaus.
2. Gehen Sie jetzt gemeinsam ganz langsam in die Hocke, wobei Sie sich durch gegenseitigen Zug an den Armen stützen und ausbalancieren. Die Füße richten Sie leicht auswärts. Suchen Sie den richtigen Abstand, um gut in der Balance bleiben zu können. Spreizen Sie die Knie so weit wie möglich, und verlagern Sie Ihr Körpergewicht auf die Fußaußenkanten. Dabei werden die Fußgewölbe angehoben. Machen Sie das anfangs nur einige Sekunden lang, und steigern Sie die Dauer auf drei bis fünf Minuten. Machen Sie abwechselnd diese Übung und die Wadendehnung (Übung 10).
3. Üben Sie das ein paar Minuten lang täglich zusammen mit Ihrer Partnerin. Schlagen Sie ihr auch vor, sich auf einen Schemel oder einen Kissenberg zu hocken, anstatt auf einem Stuhl zu sitzen.

Wirkung:

Dieses ist die wichtigste Übung, denn sie beinhaltet die ideale physiologische Haltung für die Geburt und während der Schwangerschaft. Das Bekken wird dadurch auf optimale Weise gedehnt und gelockert. In dieser Haltung ist das Becken maximal geöffnet, und der Beckenboden kann sich völlig entspannen.

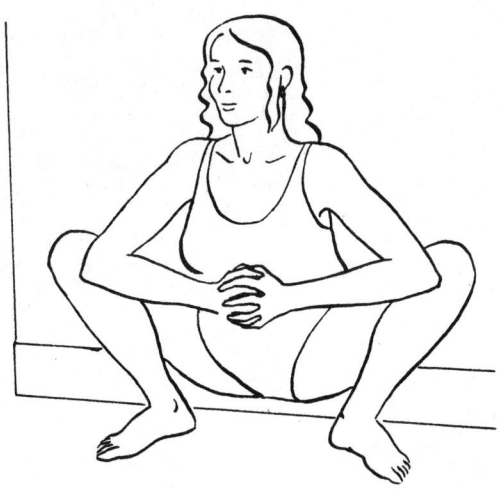

12 Drehung der Wirbelsäule

Legen Sie sich auf den Rücken, verschränken Sie die Arme hinter dem Kopf, und legen Sie die Ellenbogen flach am Boden ab. Beugen Sie die Knie, die Füße bleiben dabei mit der ganzen Sohle auf dem Boden. Schlagen Sie ein Bein über das andere, und schieben Sie den Fuß des oberen Beins unter die Wade des unteren. Lassen Sie die Schultern und beide Ellenbogen am Boden, und drehen Sie das Becken. Führen Sie das obere Knie nach unten zur Gegenseite. Bleiben Sie einige Sekunden in der Haltung, atmen Sie tief und wiederholen Sie die Übung zur anderen Seite. Steigern Sie die Dauer der Übung auf beiden Seiten allmählich auf eine Minute oder länger.

Wirkung:

Diese Dehnung bewirkt im ganzen Körper tiefe Entspannung und ist gut für die Wirbelsäule, denn die Gelenke zwischen den Wirbeln werden gedreht und gleiten besser. Sie lindert und verhütet Rückenschmerzen und dehnt die seitlichen Muskeln Ihres Rumpfes und des oberen Brustkorbs.

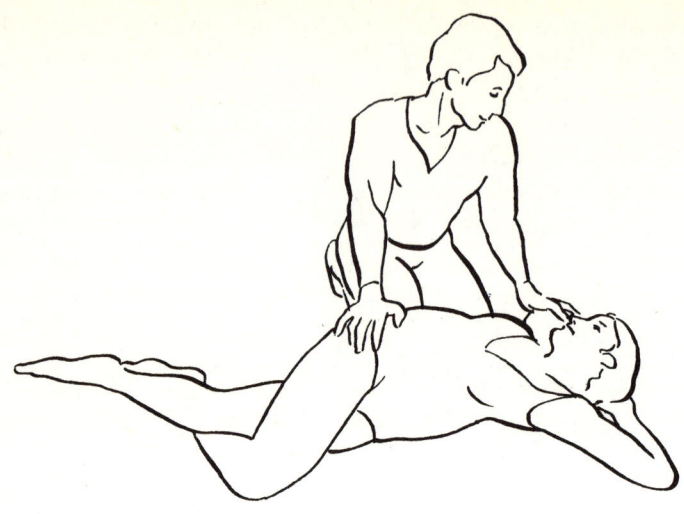

Partnerdehnübung

Wenn Sie unterstützen:

1. Mit Ihrem Fuß sorgen Sie sanft für ein festes Aufliegen der Ellenbogen Ihrer Partnerin auf dem Boden. Wenn sie die Ellenbogen nicht am Boden ablegen kann, schlagen Sie ihr vor, die Arme seitlich abzulegen. Belasten Sie in diesem Fall mit Ihrem Gewicht statt dessen die Schultern.

2. Legen Sie eine Hand auf das Knie Ihrer Partnerin, die andere hinter deren Hüftknochen.

3. Verlagern Sie Ihr Körpergewicht langsam auf das Knie Ihrer Partnerin, drehen Sie gleichzeitig mit sanfter, gleichmäßiger Kraft deren Hüfte.

4. Gehen Sie dabei ganz auf die Bewegungen Ihrer Partnerin und auf deren Atmung ein.

5. Wiederholen Sie die Übung auf der anderen Seite.

Wenn Sie gedehnt werden:

1. Atmen Sie tief, und achten Sie darauf, daß sie völlig passiv und entspannt sind.

2. Leiten Sie Ihren Partner an, indem Sie ihm erklären, was Sie spüren, ob er mehr oder weniger Gewicht einsetzen oder ob er bei der Dehnung an einer bestimmten Stelle innehalten soll.

13 Ausruhen

Ruhen Sie sich am Ende einer Übungsfolge ein paar Minuten aus. Sie können sich dabei flach auf den Boden legen. Ihre Partnerin sollte auf der Seite liegen, ihr Kopf und ihr Knie sollten gut mit Kissen abgestützt sein.

Sport und andere Übungen

Wenn Ihre Partnerin regelmäßig Tennis spielt, joggt oder Fahrrad fährt, dann kann Sie das auch in der Schwangerschaft tun, vorausgesetzt, sie übertreibt es nicht und geht auf die Signale Ihres Körpers im Verlauf der Schwangerschaft ein. Besonders Gehen und Schwimmen sind ideale Bewegungsmöglichkeiten in der Schwangerschaft.

4 Massage

Berührung ist die erste Empfindung in unserem Leben. Der Embryo im Mutterleib empfindet über seine Haut, bevor sich Augen und Ohren entwickeln. Die Haut ist unser ältestes und empfindsamstes Organ.

Wie wir uns selbst, einander und die uns umgebende Welt berühren, hat große Bedeutung für unseren allgemeinen Gesundheitszustand und unser Wohlbefinden. Auf diese Weise trösten und streicheln wir einander zärtlich und bringen unsere Liebe und Zuneigung zum Ausdruck. Ebenso ist Berührung das grundlegende Verständigungsmittel zwischen Mutter, Vater und Neugeborenem. Wie Babys angefaßt werden, ist deshalb von vorrangiger Bedeutung für eine gesunde Körper- und Verhaltensentwicklung. Körperkontakt und Zuwendung bilden die Grundlagen unserer Fähigkeit, einander zu lieben.

Ashley Montagu hat in seinem Buch *Körperkontakt* viele Forschungsergebnisse zu diesem Thema zusammengetragen und kommt zu folgendem Ergebnis: »Es ist offensichtlich, daß bei Säugetieren in allen Entwicklungsphasen, besonders aber während der ersten Lebenszeit des Neugeborenen, während der Schwangerschaft, des Kreißens, der Niederkunft und der Periode des Säugens die allgemeine kutune Stimulation eine große Rolle spielt.«[2]

Das klingt selbstverständlich. Viele von uns sind jedoch in einer Welt aufgewachsen, in der Mütter und Babys bei der Geburt getrennt worden sind und in der wir wortwörtlich den Kontakt zu uns selbst und zu anderen verloren haben.

Wenn wir eine Frau während der Schwangerschaft, der Geburt und des Mutterseins partnerschaftlich begleiten, haben wir die wunderbare Möglichkeit, unsere Fähigkeiten und unser Geschick zur gegenseitigen Berührung wiederzuerlangen. Massage ist nicht nur während der Schwangerschaft sehr wohltuend, für viele Frauen ist das auch das wirksamste Mittel im Umgang mit den Wehen und stellt eine wichtige Vorbereitung auf das

Muttersein dar. Wenn Sie lernen, wie Sie sich selbst und einander gegenseitig am besten berühren können, werden Sie dabei eine erstaunliche Sprache lernen, eine neue Art der Verständigung und des Austauschs von Energie.

Ziel der Massage ist es, das weiche Körpergewebe zu stimulieren. Diese Stimulation kann je nach Bedürfnis leicht sein oder tiefer gehen. Sie fördert den Kreislauf und erhöht die Geschmeidigkeit und die Entspannung des Gewebes.

Am besten fangen Sie bei sich selbst an, ehe Sie mit der Partnermassage beginnen, um etwas auszuprobieren und die Haut, die Muskeln, die Knochen und die Gelenke zu erkunden. Wenn Sie eine gewisse Sicherheit erlangt haben, versuchen Sie es gemeinsam.

Beim Massieren geht es im wesentlichen um ein intuitives Erkunden, und die folgenden Anweisungen sind als Anleitung für den Anfang gedacht. Sobald Sie sich entspannen und eigene Einfälle haben, entdecken Sie Ihre ganz eigene Art der Berührung und die ganz besonderen Bedürfnisse, Vorlieben und Abneigungen Ihrer Partnerin.

Die Möglichkeiten der gegenseitigen Berührung sind vielfältig.

Ausstreichen an der Oberfläche

Mit der Handfläche wird die Haut sanft mit leichtem, aber gleichbleibendem Druck ausgestrichen. Bei heftigen Schmerzen oder Krämpfen ist diese leichte Massagebewegung oft die einzige Möglichkeit der Berührung.

Kneten

Diese Art der Massage geht tiefer, und die Muskeln werden abwechselnd zusammengedrückt und losgelassen – wie beim Teigkneten, wenn wir Brot backen.

Tiefgehender Druck

Bei der tiefgehenden Druckmassage werden die Knochen und nicht die Muskeln und die Haut massiert, indem Sie Daumen, Finger und Handwurzel einsetzen, um je nach Bedürfnis Ihrer Partnerin relativ viel Druck anzuwenden.

Massage an Druckpunkten

Wenn Sie Ihren eigenen Körper und den Ihrer Partnerin mehr und mehr kennenlernen, entdecken Sie bestimmte schmerzhafte Stellen. Bei der Massage an Druckpunkten dringen Sie tiefer vor und üben Druck auf diese Punkte aus, indem Sie kleine Kreisbewegungen, meistens mit den Daumen, ausführen. Sie spüren dann entweder einen harten, angespannten Muskel oder kleine kristallähnliche Körnchen nahe beim Knochen. Wenn Sie an diesen Punkten etwas stärkere Druckbewegungen anwenden, können Sie die Anspannungen und die Schmerzen allmählich wegmassieren.

Entspannen Sie die Hände

Wärmen und lockern Sie fünf Minuten lang Ihre Hände, bevor sie mit der Massage beginnen. Machen Sie jede Bewegung fünf bis zehn Sekunden lang.

1. Ergreifen Sie den Daumen der einen Hand am Fingernagel mit den Fingern der anderen Hand, drehen Sie ihn in beide Richtungen soweit es geht, und lassen Sie ihn dann in einem möglichst großen Radius kreisen.
2. Machen Sie das gleiche mit jedem Finger.
3. Biegen oder beugen Sie abwechselnd jedes Grundglied nach vorn.
4. Machen Sie das gleiche mit dem Mittelglied eines jeden Fingers und mit dem obersten Fingerglied.
5. Biegen Sie Handgelenk und Daumen nach unten zum Unterarm.
6. Biegen Sie jetzt jeden einzelnen Finger nach hinten, so daß alle drei Fingergelenke maximal gedehnt werden.

76

7. Schütteln Sie die Hand kräftig aus, lassen Sie den Arm dabei aus der Schulter heraus locker hängen.

Fußmassage

1. Setzen Sie sich in bequemer Haltung auf den Boden oder einen Stuhl, und ziehen Sie einen Fuß zum Körper hin. Sie können zur Massage warmes Pflanzenöl, beispielsweise Oliven- oder Mandelöl verwenden. Zunächst reiben Sie etwas Öl mit der ganzen Handfläche in die Haut von Fuß und Wade ein.
2. Biegen Sie als nächstes alle Zehen ganz nach vorn und dann nach hinten. Kneten Sie den ganzen Fuß, von der Sohle über die Ferse und zu den Wadenmuskeln. Fahren Sie mit diesem Druck an der Vorderseite des Unterschenkels und über den Spann fort.
3. Fassen Sie jetzt jeden einzelnen Zeh, und lassen Sie ihn mit möglichst großem Radius in beiden Richtungen kreisen, und biegen Sie dann jeden Zeh am Grundglied abwechselnd vor und zurück.
4. Üben Sie jetzt mit Ihren Daumen stärkeren Druck aus, so daß die Massage tiefer wirkt. Behandeln Sie nach und nach die Fußknochen, beginnen Sie unter dem großen Zeh, das Fußgewölbe entlang bis zur Achillessehne, bis sie den ganzen Fuß und die Wade massiert haben. Dabei treffen Sie sicherlich auf schmerzhafte Stellen und können hier länger verweilen, um die Spannung wegzumassieren.
5. Beenden Sie die Massage, indem Sie den Fuß im Fußgelenk drehen und dann den ganzen Fuß ausstreichen.
6. Wenn Sie sich zutrauen, die Massage bei Ihrer Partnerin durchzuführen, sorgen Sie zunächst dafür, daß sie es bequem hat. Am besten lehnt sie sich gegen einen Stapel Kissen, wobei Kopf und Körper gut abgestützt sind und sie die Beine auseinanderfallen läßt. Sie können sich im Schneidersitz vor sie setzen und den Fuß, den Sie behandeln, in Ihren Schoß nehmen.

Gesichts- und Kopfhautmassage

Setzen Sie sich bequem auf einen Stuhl oder auf den Boden.

1. Beginnen Sie, mit den Fingerspitzen alle Spannung aus der Stirn auszustreichen, und zwar von der Mitte nach außen.

2. Als nächstes üben Sie soviel Druck, wie Sie als angenehm empfinden, mit Ihren Daumen aus und machen kleine, kreisende Bewegungen über den Augenbrauen. Beginnen Sie bei der Nase, bewegen Sie sich am knöchernen Rand der oberen und dann der unteren Augenhöhle entlang.

3. Massieren Sie dann das Nasenbein, und biegen Sie die Nasenspitze zuerst nach links und dann nach rechts.

4. Anschließend massieren Sie die Backenknochen mit festen, gleitenden Bewegungen von der Nase aus zu den Schläfen hin.

5. Massieren Sie mit den Fingerspitzen den Oberkiefer am Kiefergelenk, wo sich häufig Spannung ansammelt, und bewegen Sie sich dann oberhalb des Mundes den Gaumen und die Zähne entlang.

6. Massieren Sie den Unterkiefer, und üben Sie dabei unter dem Kiefergelenk festen Druck aus.

7. Setzen Sie diese Bewegung über die Schläfen, die Ohren, die Schädelbasis, den Nacken und die Schultern fort.

8. Schließlich massieren Sie den restlichen Kopf und streichen dann das ganze Gesicht von der Mitte nach außen hin aus.

9. Legen Sie die Fingerspitzen auf die Augäpfel, lassen Sie sie eine Weile dort, und üben Sie einen Moment lang sanften Druck aus, um die Finger dann langsam von den Augäpfeln zu lösen.

10. Wenn Sie Ihre Partnerin behandeln, kann sie dabei auf dem Rücken liegen, Sie befinden sich an deren Kopfende. Wenn sie nicht mehr gerne flach auf dem Rücken liegt, können Sie Kopf und Rücken mit einem Stapel Kissen gut abstützen.

Massage für Schwangerschaft und Geburt

Wenn Sie die Massage der Füße, der Hände und des Gesichts mehrmals gemacht haben, fällt es Ihnen nicht schwer, den ganzen Körper intuitiv auf die gleiche Weise zu erkunden. Mit Geduld und ein wenig Übung entdecken Sie im Lauf der Zeit die wunderbare Kraft in Ihren Händen.

Die folgenden Massagegriffe sind in der Schwangerschaft und bei der Geburt besonders hilfreich. Achten Sie immer darauf, daß Sie zunächst ein paar Minuten lang ruhig mit Ihrer Partnerin zusammen atmen und dann während der Massage auf ihren Atemrhythmus eingestimmt bleiben.

Rücken- und Schultermassage

Ihre Partnerin nimmt am besten eine bequeme Ruheposition mit gespreizten Beinen ein, wobei sie entweder auf dem Boden sitzt, sich vornübergebeugt auf einen Kissenberg stützt oder sich rittlings auf einen Stuhl setzt, auf der Rückenlehne abgestützt. Suchen Sie sich einen bequemen Platz hinter ihr, damit sie ihren Rücken gut erreichen können.

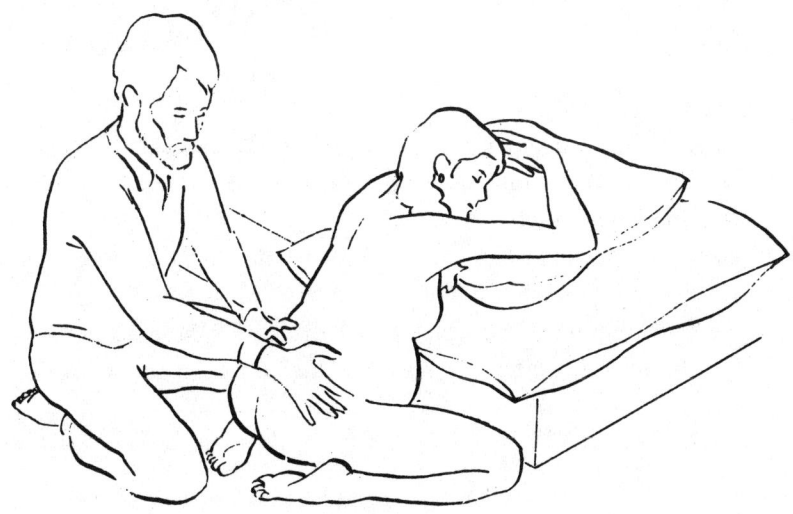

1. Streichen Sie abwechselnd mit beiden Handflächen in zügigen Bewegungen sanft und fest vom Nacken zum Steißbein. Diese Massage wirkt sehr beruhigend und hilft bei Zittern während der Eröffnungsphase.

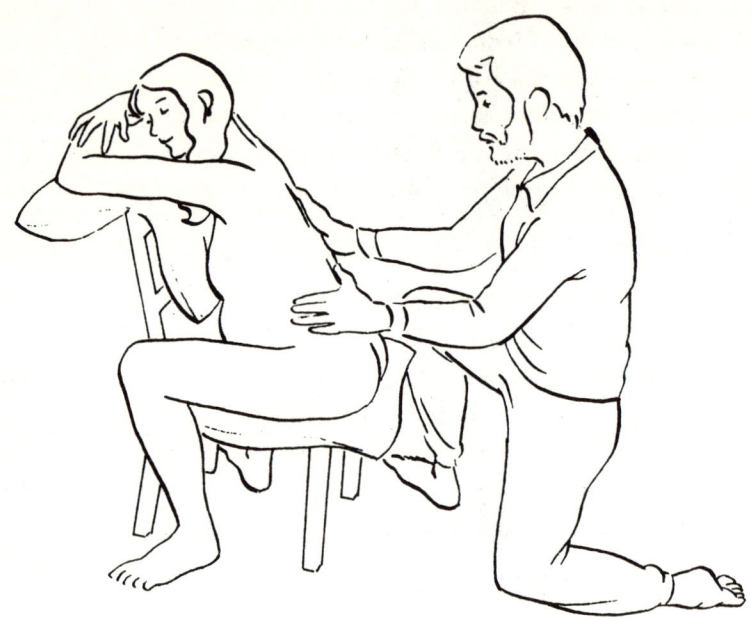

2. Wenden Sie sich nun den Schultern zu, und kneten Sie die Muskeln, bis sie weich und geschmeidig sind, wobei Sie besonders verspannte Stellen länger massieren.
3. Bewegen Sie Ihre Daumen die Wirbelsäule abwärts, wobei Sie unter Druck kleine Kreisbewegungen ausführen. Massieren Sie dabei sowohl die knöchernen Erhebungen als auch die seitlichen Muskelstränge.
4. Beschreiben Sie mit der Handwurzel kleine Bögen über dem Kreuzbereich.

Massage im Lendenwirbelbereich

Der Lendenwirbelbereich muß in der Schwangerschaft sehr viel zusätzliche Belastung aushalten. Für Ihre Partnerin ist es eine Wohltat, wenn sie regelmäßig während der Schwangerschaft und vor allem auch während der Eröffnungsphase in diesem Bereich massiert wird. Viele Frauen haben während der Wehen Rückenschmerzen. Massage kann dann sehr helfen, damit sie besser mit den Schmerzen umgehen können.

1. Sie üben am unteren Rücken mit der Handfläche fließende Kreisbewegungen auf der Haut aus. Wenn Sie diese Massage während der Eröffnungsphase mehrere Stunden lang machen, verwenden Sie am besten etwas Talkumpuder, damit die Haut nicht gereizt wird. Probieren Sie diese Massage aus, während sich Ihre Partnerin im Vierfüßlerstand befindet. Schlagen Sie ihr vor, mit den Hüften zu kreisen und wie bei einer Wehe tief zu atmen, und passen Sie sich beim Massieren an ihre Bewegungen und ihre Atmung an.

2. Machen Sie das gleiche mit beiden Händen von der Wirbelsäule weg über das Gesäß und die Oberschenkel. Wiederholen Sie die Bewegung dann wieder von der Wirbelsäule aus.

3. Üben Sie über der Lendenwirbelsäule und dem Kreuzbein stärkeren Druck aus, und setzen Sie Ihre Daumen ein, um Anspannung und Schmerzen zu lindern.

4. Legen Sie Ihre Hand ganz unten an der Wirbelsäule auf, und üben Sie mit der Handwurzel sanften Druck nach oben gegen das Steißbein aus. Viele Frauen empfinden diese Bewegung während den Wehen als sehr angenehm.

Bauchmassage

Eine sanfte Bauchmassage während der Schwangerschaft ist sowohl für die Mutter als auch für das Baby sehr angenehm. Verwenden Sie ein gutes Pflanzenöl, und üben Sie mit den Handflächen sanfte, kreisende Bewegungen aus.

Viele Frauen mögen es, wenn während einer Wehe ihr Unterbauch massiert wird. Bei sehr starken Wehen ziehen die meisten Frauen allerdings eine ganz leichte, sehr sanfte Berührung in diesem Körperbereich vor. Versuchen Sie, auf dem Unterbauch rhythmische Streichelbewegungen mit den Fingerspitzen auszuführen.

Massage des Dammbereichs

Viele Hebammen empfehlen als Vorbereitung auf die Geburt eine Massage des Beckenbodengewebes. Möglicherweise macht Ihre Partnerin das lieber selbst, einfacher ist es jedoch, wenn sie sich massieren läßt. Es sollte ein gutes Olivenöl verwendet werden, das sanft in den gesamten Dammbereich einmassiert wird, während die Muskulatur des Beckenbodens mit den Fingern seitlich gedehnt wird.

In vielen Teilen der Welt, in denen bei der Geburt nicht medizinisch eingegriffen wird, machen Frauen diese Massage mehrere Wochen vor der Geburt regelmäßig. Wenn das Dammgewebe so vorbereitet wird, werden die Muskeln elastischer und geschmeidiger, unnötige Risse können vermieden werden.

Sehr hilfreich ist auch eine tiefe Druckmassage über den Beckenknochen und der Leistenbeuge. Das hilft Ihrer Partnerin, da sich dadurch Schmerzen und Anspannungen in diesem Bereich lösen.

5 Eröffnungsphase und Geburt

Irgendwann in der Zeitspanne von 14 Tage vor bis 14 Tage nach dem errechneten Termin werden bei Ihrer Partnerin wahrscheinlich die Wehen einsetzen. Die Dauer einer normalen Schwangerschaft ist unterschiedlich, und bei vielen Frauen beginnt die Geburt erst nach dem errechneten Termin.

Wenn das Baby geburtsreif ist, wird durch die Hirnanhangdrüse der Mutter ein Hormon ausgeschüttet, durch das die Muskeltätigkeit der Gebärmutter ausgelöst wird. Diese zieht sich dann in regelmäßigen Abständen zusammen. Durch die Kontraktionen wird allmählich der Muttermund nach oben gezogen, so daß er immer schmäler wird, »verstreicht«, und sich dann mit der Zeit so weit öffnet, daß der Kopf des Baby hindurchpaßt. Sobald der Muttermund eröffnet ist, schiebt die Gebärmutter das Baby durch das Becken nach unten in den Geburtskanal. Dieser ganze Vorgang vollzieht sich ganz von selbst, vorausgesetzt, die Frau kann sich entspannen und ihren Körper instinktiv seine Arbeit tun lassen.

Zusammenfassender Überblick:

☐ Der frühe Abschnitt der Geburt, wenn der Muttermund verstreicht und sich öffnet, wird als *Eröffnungsphase* bezeichnet.

☐ Den Teil der Geburt, wenn das Baby durch den Geburtskanal geschoben und geboren wird, bezeichnet man als *Austreibungsphase.*

☐ Wenn das Baby geboren ist, schließt sich die *Nachgeburtsphase* an, in der der erste Kontakt zwischen Mutter und Baby stattfindet und sich die Plazenta von der Gebärmutterwand löst und diese zusammen mit den Eihäuten geboren wird (Nachgeburt).

Zwar treten diese drei Phasen bei allen Geburten auf, doch sind die Dauer der Geburt und die Häufigkeit und Intensität der Wehen sehr unterschiedlich. Auch läßt sich die Erfahrung der Geburt schwer verallgemeinern, denn keine Geburt ist wie die andere, und was für die eine Frau eine lange und anstrengende Geburt bedeutet, ist für eine andere vielleicht eine leichte Geburt.

Geburtsbeginn

Nicht selten geht dem Geburtsbeginn eine lange Wartezeit voraus, in der es den Anschein hat, als würde das Kind überhaupt nicht kommen wollen, oder aber die Geburt beginnt überraschend früh. In den letzten Tagen der Schwangerschaft haben viele Frauen Vorwehen – immer wieder mal leichte Wehen, die tatsächlich die Geburt ankündigen können, jedoch noch nicht geburtswirksam sind. Manche Frauen haben von Anfang an Geburtswehen.

Es gibt einige sehr häufige Anzeichen für einen baldigen Geburtsbeginn, die sich bei Ihrer Partnerin folgendermaßen bemerkbar machen können:

☐ Das Baby ist zeitweise sehr ruhig und bewegt sich weniger als gewohnt.

☐ Es kommt zu einem Blasensprung, wobei das Wasser entweder in einem Schwall abgeht oder langsam herauströpfelt. Das kann einen Tag oder ein paar Stunden vor Wehenbeginn passieren, oder aber während der Geburt. Es kommt auch vor, daß die Fruchtblase bis zur Geburt intakt bleibt.

☐ Ihre Partnerin spürt ein dumpfes Ziehen im unteren Rücken.

☐ Es fühlt sich an wie Menstruationsbeschwerden im Unterbauch.

☐ Es kommt zu unkontrollierbarem Zittern. Das passiert oft direkt vor der Geburt oder irgendwann während der Eröffnungsphase, wenn Muskelspannungen abgebaut werden. Tiefe Atmung und eine beruhigende Massage können helfen.

☐ Die Frau bekommt Durchfall oder den häufigen Drang, auf die Toilette zu gehen. So entleert sich der Körper vor der Geburt auf ganz natürliche Weise.

☐ Der Schleimpfropf, der den Muttermund während der Schwangerschaft verschließt, geht ab. Es heißt dann, daß es »zeichnet«. Oft ist der Schleim leicht blutig, d.h. hellrot oder bräunlich-rosa.

☐ Ihre Partnerin hat regelmäßige Wehen.

In den Tagen vor der Geburt sollten Sie beide dafür sorgen, daß Sie genug Ruhe und Schlaf bekommen. Die Geburt kann jetzt zu jeder Tages- oder Nachtzeit beginnen und von einer Stunde bis zu 36 Stunden dauern. Beim ersten Kind zieht sich die Geburt gewöhnlich länger hin als beim zweiten oder weiteren Kindern. Die durchschnittliche Dauer bei einer ersten Geburt beträgt zwischen acht und sechzehn Stunden, doch es können auch unter normalen Umständen 24 Stunden werden.

Essen während der Geburt

Es ist ein ganz natürlicher Vorgang, daß der Körper sich entleert, damit das Baby mehr Platz hat. Wenn eine Frau eine umfangreiche, schwerverdauliche Mahlzeit zu sich genommen hat, fühlt sie sich bei den Wehen wahrscheinlich nicht sehr wohl. Manchen Frauen wird während der Eröffnungsphase übel, und hin und wieder kommt es zu Erbrechen. Wenn das überstanden ist, fühlen sie sich gewöhnlich erleichtert, denn das ist ein sehr wirksamer Abbau von Spannungen.

Es empfiehlt sich zwar nicht, während der Geburt viel zu essen, doch sollte der Blutzuckerspiegel konstant bleiben; die Frau braucht Energie und Nahrung. Wenn der Blutzuckerspiegel der Frau während der Geburt absinkt, wird sie sehr blaß, hat keine Energie, verliert den Mut, und die Wehen werden schwächer oder können sogar ganz aufhören. Dieser Zustand wird als Ketose bezeichnet und kann durch eine Urinprobe festgestellt werden.

Das Problem läßt sich leicht vermeiden, wenn Sie darauf achten, daß Ihre Partnerin zu Wehenbeginn noch eine leichte Mahlzeit zu sich nimmt, beispielsweise Joghurt, ein weichgekochtes Ei oder Toast mit Honig. Wenn sie während der Geburt Hunger bekommt, ist eine flüssige, doch nahrhafte Suppe ausgezeichnet. Wenn sich die Geburt lange hinzieht, sind einige Löffel Suppe in regelmäßigen Abständen sehr zu empfehlen. Bestens geeignet ist etwa Hühnersuppe. Süße Getränke, wie roter Traubensaft oder Apfelsaft, heißes Wasser mit Honig oder Kräutertee, vielleicht aus Himbeerblättern oder Kamille, sind ebenfalls sehr gut. (Sie sollte möglichst keine Zitrussäfte trinken, sie enthalten zuviel Fruchtsäure.)

Wenn es bei Ihrer Partnerin zu einer Ketose kommt, dann schaffen zwei oder drei Glukosetabletten und ein süßes Getränk meist Abhilfe. Bei starken Wehen reicht es aus, hin und wieder einen Schluck Wasser zu trinken und einige Notfalltropfen der Bachblüten-Therapie zu nehmen (siehe S. 98), wenn sie müde wird.

Denken Sie auch an sich! Kliniken sind auf hungrige Väter meist nicht eingestellt. Nehmen Sie sich deshalb besser selber etwas mit.

Eröffnungsphase

Gewöhnlich dauert sie am längsten. In dieser Phase öffnet sich ganz allmählich der Muttermund.

Was mit der Gebärmutter geschieht:

Vor Geburtsbeginn ist der Muttermund etwa fünf Zentimeter lang. Durch Hormoneinwirkung wird er erweicht und »geburtsreif«. Die ersten Wehen werden im unteren Bereich wirksam, der Muttermund wird hochgezogen und dabei dünner. Dann heißt es, daß er »verstreicht«. Das kann vor dem eigentlichen Geburtsbeginn passieren.

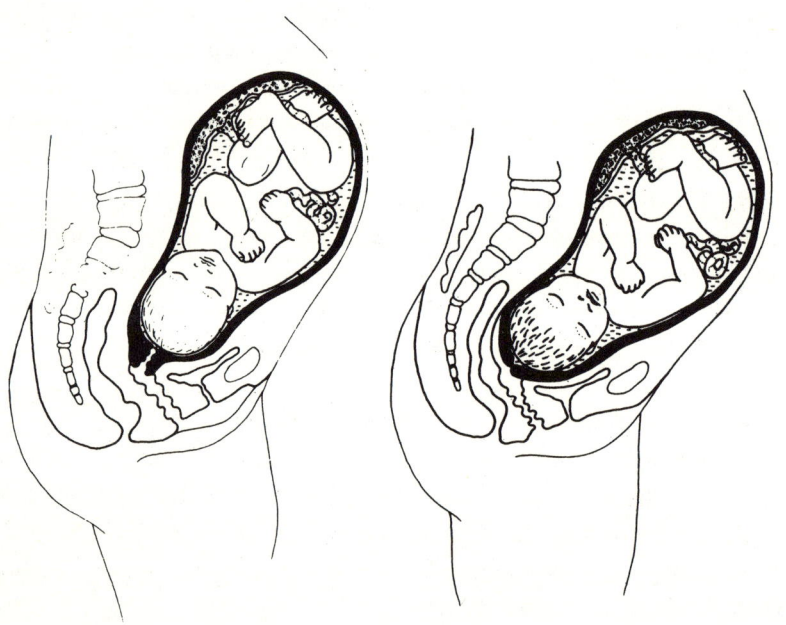

Das Baby in der Gebärmutter vor Geburtsbeginn.

In der frühen Eröffnungsphase wird der Muttermund hochgezogen, er »verstreicht«.

Wie es Ihrer Partnerin ergeht:

Wenn die Geburt begonnen hat, kommen die Wehen in regelmäßigen Abständen, wie Wellen. Jede Wehe beginnt sanft, wird dann intensiver, erreicht ihren Höhepunkt und wird dann gegen Ende wieder schwächer.

Jede Geburt hat ihren eigenen Rhythmus und ist bei jeder Frau anders. Bei manchen Frauen beginnen die Wehen mit 30-minütigen Pausen dazwischen, bei anderen dauern die Pausen nur fünf oder zehn Minuten. Anfangs sind sie vielleicht noch unregelmäßig, kommen dann aber in gleichmäßigen Abständen, sobald die Geburt voranschreitet. Im Verlauf der Geburt werden sie stärker, die Pausen werden kürzer, bis sie schließlich in der fortgeschrittenen Eröffnungsphase alle drei oder vier Minuten kommen.

In der intensivsten Phase der Eröffnung dauern die Wehenpausen nur etwa 30 Sekunden. Jede Wehe bewirkt, daß der Muttermund sich ein wenig mehr öffnet, so daß er allmählich weit genug ist, um den Kopf des Baby hindurchzulassen. Bei diesem Vorgang öffnet sich der Muttermund von 0 auf 10 Zentimeter.

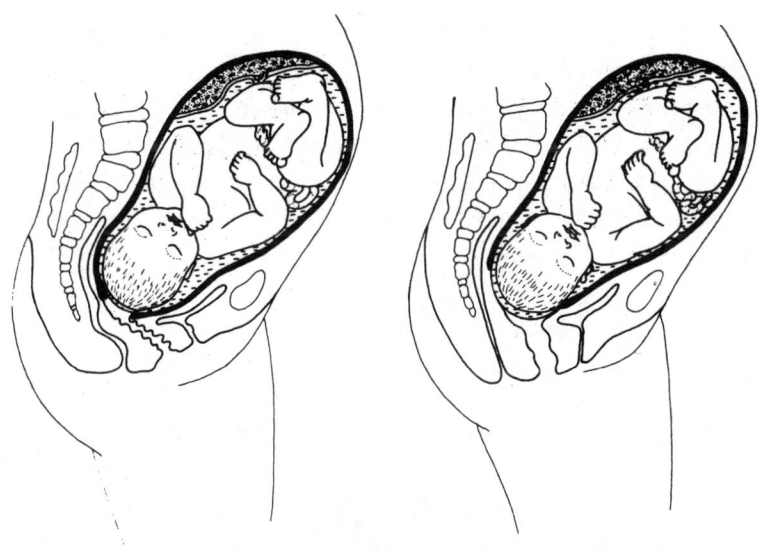

In der Mitte der Eröffnungsphase ist der Muttermund etwa 5 cm eröffnet.   *Am Ende der Eröffnungsphase ist der Muttermund vollständig eröffnet.*

Mit fortschreitender Eröffnung werden die Wehen stärker und dauern auch länger. Die leichten, frühen Eröffnungswehen dauern vielleicht 20 bis 30 Sekunden. Etwa in der Mitte der Eröffnungsphase (wenn der Muttermund circa fünf Zentimeter eröffnet ist) können sie bis zu 45 oder 50 Sekunden dauern. Am Ende der Eröffnungsphase (bei acht bis zehn Zentimeter Eröffnung), wenn die Wehen am intensivsten sind, dauern sie etwa eine bis eineinhalb Minuten.

Was mit dem Baby geschieht:

Während der Muttermund verstreicht und sich öffnet, drückt der Kopf des Baby dagegen und hilft beim Öffnen. Durch den Druck der Gebärmutter wird das Baby nach unten geschoben, so daß es mit dem Kopf immer tiefer in das Becken gelangt, während der Muttermund um den Kopf herum nach oben gezogen wird. Am Ende der Eröffnungsphase hat sich der Kopf zur Hälfte durch den offenen Muttermund geschoben und kann geboren werden.

Der Kopf des Babys vollzieht beim Passieren des Geburtskanals eine Drehung. Vor Geburtsbeginn stellt sich der kindliche Kopf so ein, daß er mit der breitesten Stelle an der am weitesten offenen Stelle im Beckeneingang, der queroval ist, zu liegen kommt. Während der Geburt dreht sich der Kopf beim Tiefertreten, so daß er sich auch in der Austreibungsphase wieder mit der breitesten Stelle durch die weiteste Öffnung des Beckenausgangs hinausschiebt, der vom Schambein zum Steißbein längsoval geformt ist.

Haltungen und Bewegungen in der Eröffnungsphase

Indem Ihre Partnerin in der Eröffnungsphase aufrechte Haltungen einnimmt, kann sie sich beim Tiefertreten und bei der Drehung des kindlichen Kopfes, wenn er seinen Weg durch den Geburtskanal nimmt, die Schwerkraft am besten zunutze machen. Sie kann außerdem ihren Körper frei bewegen, um jede gewünschte Haltung einzunehmen, die ihr die Wehen erleichtert und das Baby beim Tiefertreten unterstützt. Auf diese Weise braucht die Gebärmutter bei ihrer Arbeit keinen Widerstand zu überwinden, was für Ihre Partnerin weniger Schmerzen bedeutet und dazu beiträgt, daß die Geburt gut vorangeht.

Dabei sind die Haltungen nicht als Übungsabfolge gedacht, die Sie während der Eröffnungsphase absolvieren sollen. Ihre Partnerin sollte sich nach ihren eigenen Eingebungen völlig frei bewegen können. Ihr Körper wird sie schnell wissen lassen, welche Haltung am günstigsten ist, und das ist dann auch die beste Position, damit das Baby sicher auf die Welt kommt. Doch manchmal können zurückhaltende Vorschläge sehr hilfreich sein, und wenn Sie ihr im richtigen Moment einen Hocker, Stuhl oder einen Kissenberg anbieten, kann das sehr zu ihrem Wohlbefinden beitragen. Manche Frauen bleiben während der Eröffnungsphase die meiste Zeit in der gleichen Haltung, andere dagegen sind sehr viel ruheloser und wechseln häufig ihre Stellung.

Es empfiehlt sich, alle Haltungen gemeinsam auszuprobieren und dabei offen dafür zu bleiben, was Ihrer Partnerin dann wirklich bei der Geburt eine Hilfe ist. Machen Sie acht Wochen vor der Geburt zusätzlich zu den täglichen Dehnübungen diese Haltungsübungen. Wenn Sie Ihre Partnerin abstützen, achten Sie immer darauf, daß auch Sie selbst eine bequeme Position haben. Wenn Sie sich nicht wohl fühlen, dann überträgt sich Ihre Anspannung auf die Frau. Verbinden Sie die unten beschriebenen Übungen mit tiefer Atmung und Massage, und machen Sie das solange gemeinsam, bis Sie völlig vertraut damit sind und Ihre eigenen Versionen entdecken und erfinden können.

Stehen und Gehen

Wenn die Eröffnungswehen intensiver werden, dann stehen viele Frauen anfangs gern oder gehen umher und beugen sich während der Wehe vor. Dadurch kann sich die Geburt beschleunigen, der Kreislauf wird unterstützt, und das ist weniger anstrengend und schmerzhaft als Liegen. Es kann sein, daß Ihre Partnerin während einer Wehe gerne im Arm gehalten

werden oder sich an einer Wand abstützen möchte. Manche Frauen genießen einen engen Körperkontakt zu ihrem Partner, andere stützen sich lieber
eigenständig ab. Vielleicht geht Ihre Partnerin langsam umher oder auch
schnell, es kann sein, daß sie ihren eigenen »Geburtstanz« erfindet. Wenn
sie während der Wehen ihr Becken kreisen läßt oder sich in den Hüften
wiegt, lindert das die Schmerzen oder beseitigt sie manchmal sogar. Im
alten Griechenland wurden Frauen dazu angehalten, sich durch Tanzen auf
die Geburt vorzubereiten. Bauchtanz entwickelte sich ursprünglich im
Zusammenhang mit Schwangerschaft und Geburt. Vielen Paaren macht es
Spaß, mit Musik zu üben.

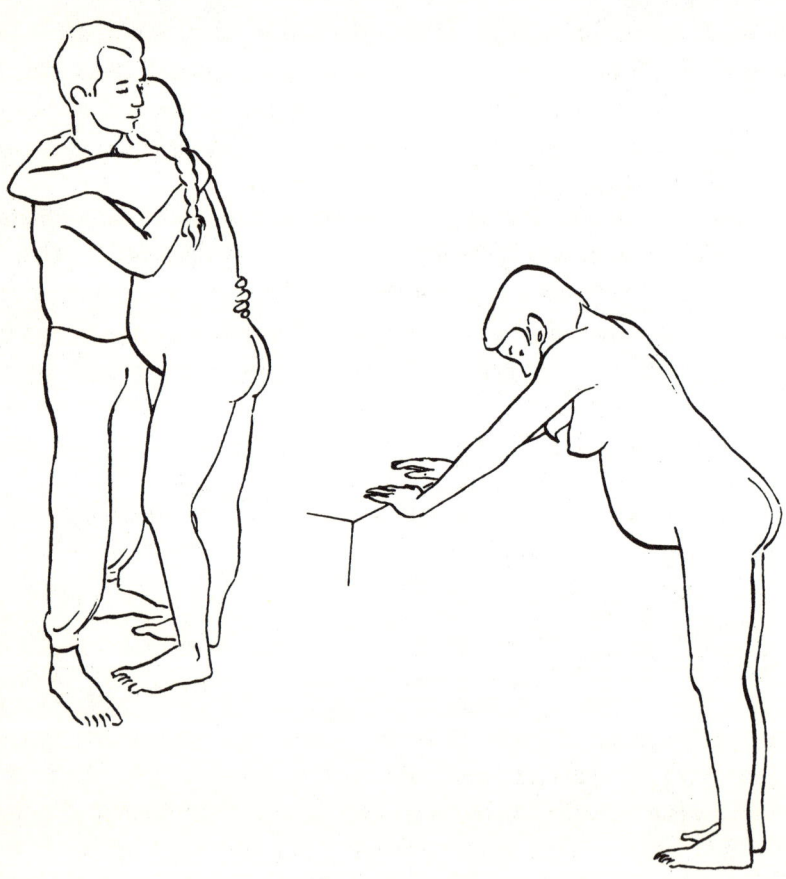

Partnerübung

☐ Stellen Sie sich mit gespreizten Beinen hin. Kreisen Sie mit den Hüften. Atmen Sie gleichzeitig tief durch die Nase ein und durch den Mund aus, und stellen Sie sich vor, daß Sie so eine Wehe veratmen.

☐ Ihre Partnerin macht so weiter, Sie stehen neben ihr, atmen mit ihr zusammen und massieren mit der Handfläche kreisförmig ihr Kreuz. Stimmen Sie sich auf ihren Rhythmus ein, und schließen Sie Ihre Massage an die Bewegungen Ihrer Partnerin an.

☐ Versuchen Sie, sie in Ihren Armen zu halten, wobei sie mit ihrem ganzen Körpergewicht an Sie gelehnt ist und ihr Kopf an Ihrer Schulter ruht. Massieren Sie ihren Rücken, und atmen und bewegen Sie sich gemeinsam.

☐ Schlagen Sie ihr vor, eine Übungswehe allein zu veratmen, wobei Sie sich vornübergebeugt an einer Wand abstützt und sich in den Hüften wiegt.

Sitzen

Jede aufrechte Sitzhaltung ist für die Eröffnungsphase geeignet.

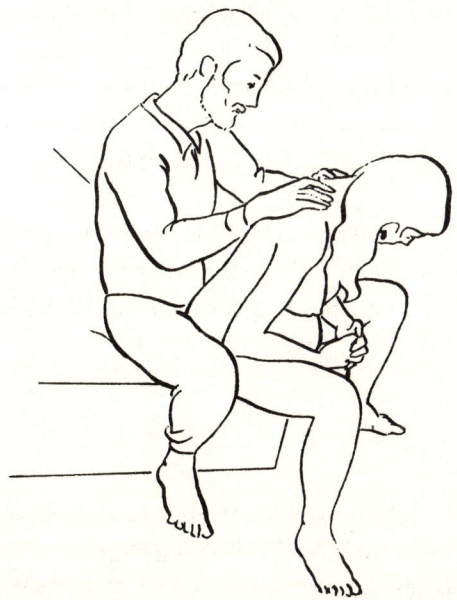

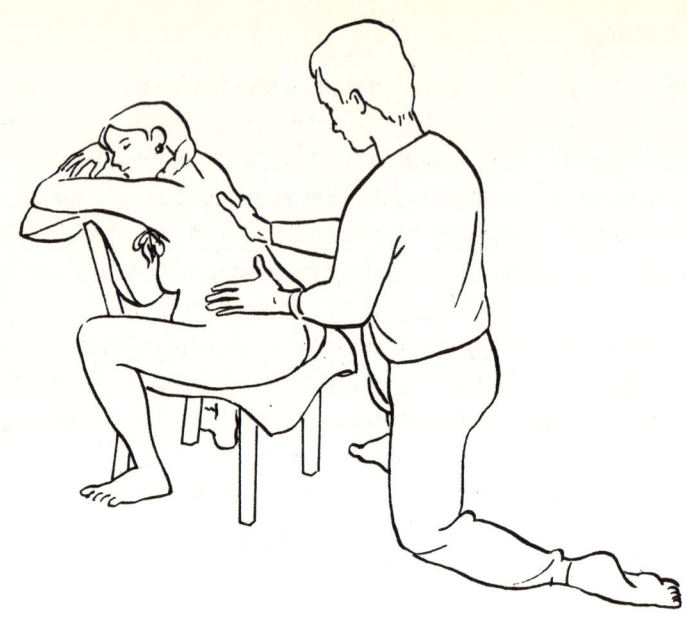

Partnerübung

☐ Setzen Sie sich Rücken an Rücken auf den Boden, und stimmen Sie sich gegenseitig auf Ihre Atmung ein.

☐ Schlagen Sie Ihrer Partnerin vor, sich mit vornübergebeugtem Körper auf einen Hocker oder Stuhl zu setzen und ihre Beine weit zu spreizen. Dabei können Sie versuchen, ihren Rücken zu massieren, wenn sie eine Wehe veratmet.

☐ Ihre Partnerin sitzt rittlings auf einem Stuhl, ihr Kopf ist auf der Stuhllehne oder einem Kissen abgestützt. Knien Sie hinter ihr, und stimmen Sie sich auf ihren Atemrhythmus ein, wobei Sie ihren Rücken massieren.

Hocke

Die Hocke ist die ideale Haltung für die Geburt. Das Becken ist so am weitesten geöffnet, die Wehen werden verstärkt. Ihre Partnerin hockt wahrscheinlich entweder während einer Wehe oder lieber in der Wehenpause.

Partnerübung

☐ Ihre Partnerin hockt mit möglichst weit geöffneten Knien vornübergebeugt auf einem Schemel oder einem Stapel Bücher. Wenden Sie
gemeinsam eine Minute lang die tiefe Atmung an, wobei Sie sich
vorstellen, daß sie eine Wehe veratmet.

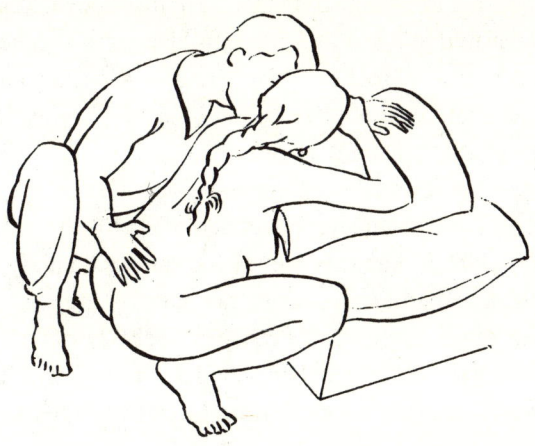

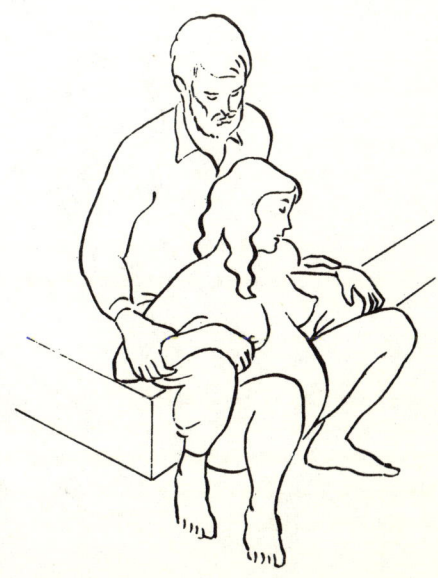

☐ Versuchen Sie diesmal, in den Wehenpausen in die Hocke zu gehen. Ihre Partnerin veratmet eine Wehe im Stehen und kehrt in die Hockstellung zurück, wenn eine Wehe vorbei ist.

☐ Das nächste Mal, wenn Ihre Partnerin in der Badewanne sitzt, schlagen Sie ihr vor, daß sie sich seitwärts in der Badewanne hinhockt und sich über den Badewannenrand beugt. Mit einem Schwamm können Sie warmes Wasser über ihren Rücken und ihre Schultern rinnen lassen.

☐ Gehen Sie beide auf den Zehenspitzen stehend in die Hocke, kommen Sie dann zum Knien und stützen sich mit den Händen ab, gehen Sie anschließend wieder in die Hocke. Wenn Sie den Wechsel von der Hocke in die kniende Haltung üben, erleichtert Ihnen das bei der Geburt die ganz spontanen Haltungsveränderungen.

☐ Bauen Sie vor Ihrer Partnerin einen Kissenberg auf. Helfen Sie ihr in die Hocke, so daß sie sich vornübergebeugt darauf abstützen und ihren Kopf auf die Kissen lehnen kann. Schieben Sie ihr ein kleines, festes Kissen unter die Fersen, damit sie es bequemer hat.

☐ Setzen Sie sich auf einen Stuhl, Ihre Partnerin hockt zwischen Ihren Beinen. Entweder schaut sie Sie dabei an oder lehnt sich mit dem Rücken gegen Ihren Körper und stützt sich auf Ihren Oberschenkeln ab.

Knien

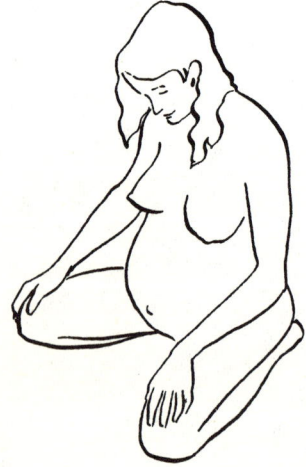

Die meisten Frauen beugen sich ganz instinktiv vor, wenn die Wehen sehr heftig werden. Diese Haltung ist sehr günstig gegen Ende der Eröffnungsphase, wenn die Geburt sehr schnell vorangeht oder wenn sich das Baby in der hinteren Hinterhauptslage befindet. Das hilft gegen Schmerzen, vor allem im Rücken, und unterstützt das Baby bei der Drehung im Beckenraum. Legen Sie Ihrer Partnerin zur Schonung ihrer Knie ein Kissen darunter.

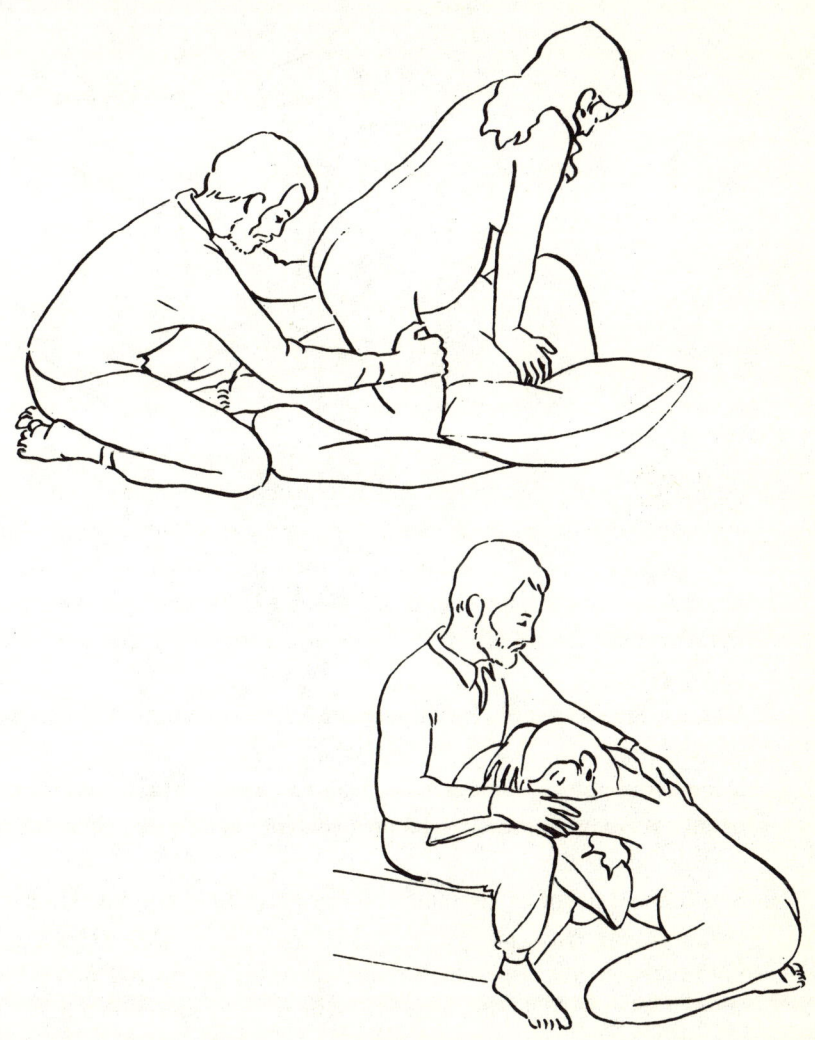

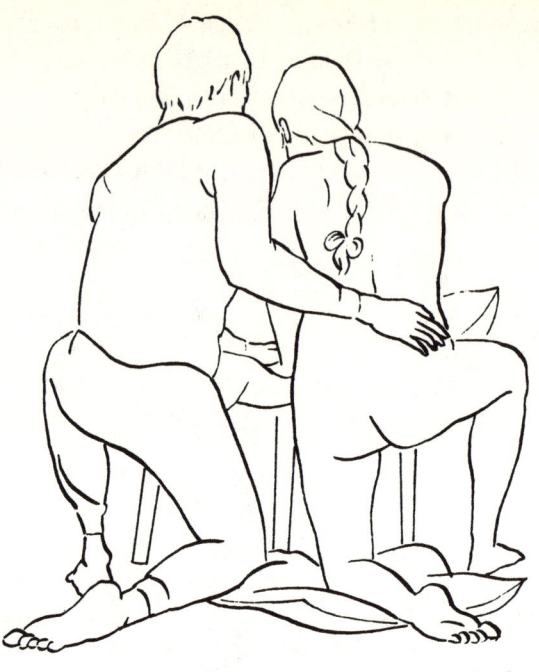

Partnerübung

- ☐ Gehen Sie in den Vierfüßlerstand. Kreisen Sie langsam mit den Hüften, und konzentrieren Sie sich gleichzeitig auf den Atemrhythmus. Atmen Sie durch die Nase ein und durch den Mund aus. Achten Sie dabei besonders auf die Ausatmung, als würden Sie eine Eröffnungswehe veratmen.
- ☐ Ihre Partnerin fährt damit fort, Sie knien neben ihr und massieren ihren unteren Rücken.
- ☐ Machen Sie das gleiche, während Ihre Partnerin mit aufrechtem Oberkörper kniet.
- ☐ Dann probieren Sie das gleiche, während Ihre Partnerin vornübergebeugt auf einem Kissenberg lehnt, so daß deren Körper in der Ruhehaltung gut abgestützt ist.
- ☐ Setzen Sie sich auf einen Stuhl, Ihre Partnerin kniet vor Ihnen und stützt sich in Ihrem Schoß ab.
- ☐ Probieren Sie die kniende Haltung im Bad, lassen Sie dabei soviel Wasser wie möglich einlaufen. Mit einem Schwamm können Sie warmes Wasser über den Rücken Ihrer Partnerin rinnen lassen.

☐ Knien Sie mit einem Bein, und stellen Sie das andere Bein auf. Bei der nächsten Wehe wechseln Sie die Beinhaltung.

Hinweis:

Jede kniende Haltung ist für die Geburt gut geeignet, doch wie sehr die Schwerkraft wirksam wird, hängt vom Neigungswinkel des Oberkörpers ab. Wenn ihr Oberkörper aufrecht ist, wirkt die Schwerkraft stärker: Aufrechtes Knien verstärkt also die Wehen, vornübergebeugtes Knien schwächt sie ab. Bei einer langsam verlaufenden Geburt sind aufrechte Haltungen besser. Wenn die Geburt sehr schnell vorangeht, ist das vornübergebeugte Knien für die Frau angenehmer.

Umgang mit Schmerz

Wehenschmerzen machen sich meistens im Unterbauch, im unteren Rücken oder in der Leistenbeuge bemerkbar. Wehenschmerz ist ganz anders als Schmerz durch Verletzungen, Kopfschmerzen oder Zahnschmerzen. Zwar kann er manchmal sehr heftig sein, doch ist es ein positiver Schmerz, von dem die Geburt eines Kindes begleitet ist. Es gibt Frauen, die eine völlig schmerzlose Geburt erleben, bei anderen tritt der Schmerz in den Hintergrund. Die meisten Frauen empfinden jedoch die heftigeren Wehen als schmerzhaft, sie kommen dabei an die Grenzen dessen, was sie ertragen können, oder überschreiten diese Grenzen manchmal.

Durch Angst, Anspannung und schlimme Erwartungen verstärken sich die Schmerzen noch mehr. Schmerzverstärkend wirkt sich auch eine Umgebung aus, in der auf die Empfindungen der Frau nicht eingegangen wird. Wenn die Geburtsbetreuer Zweifel an der Fähigkeit der Frau haben, mit den Schmerzen zurechtzukommen, werden die Schmerzen noch intensiver. Soll sie während der Wehen liegen, nehmen die Schmerzen zu, da ihr Körper gegen die Schwerkraft ankämpfen muß, anstatt sie sich zunutze zu machen.

Die meisten Frauen, die aktiv gebären, kommen mit den Schmerzen zurecht, wenn sie entsprechend unterstützt und ermutigt werden. Nur wenige Frauen, die sich frei bewegen und die Haltungen ihrer Wahl einnehmen können, denken an künstliche Schmerzmittel. Wenn Ihre Partnerin die

Schmerzen jedoch unerträglich findet und sich dafür entscheidet, Schmerzmittel zu nehmen, ist es wichtig, ihre Entscheidung mitzutragen.

Wehenschmerzen treten nicht ständig auf, sondern werden hauptsächlich auf dem Höhepunkt einer Wehe empfunden. In den Wehenpausen lassen die Schmerzen gewöhnlich nach, und dann wird Ihre Partnerin vielleicht durch die Erleichterung entschädigt, die für manche ein ekstatisches Gefühl sein kann. Im Wesentlichen geht es darum, jede Wehe, so wie sie kommt anzunehmen, den Wehenhöhepunkt zu verarbeiten und sich dann für die nächste Wehe auszuruhen.

Wie Sie helfen können:

☐ Vertrauen Sie der Fähigkeit Ihrer Partnerin, mit der Geburt zurechtzukommen. Es kann sein, daß sie diese intensiven Gefühle lieber alleine durchlebt.

☐ Versuchen Sie, ruhig zu bleiben und Ihre eigenen Ängste nicht die Oberhand gewinnen zu lassen und auf die Frau zu übertragen.

☐ Erinnern Sie sich selbst und Ihre Partnerin immer wieder daran, daß diese Schmerzen, die ihr jetzt so unerträglich erscheinen, vergessen sein werden, sobald sie ihr Baby in den Armen hält.

☐ Schauen Sie, ob Sie die Begleitumstände so verändern können, daß Ihre Partnerin sich besser entspannen und sich noch intensiver auf die Erfahrung einlassen kann, die sie durchlebt. Sie können für gedämpftes Licht sorgen, ihr vorschlagen, ein Bad zu nehmen oder zu duschen, mit ihr umherwandern, Musik spielen, die sie gerne hört, oder die Kissen aufschütteln.

☐ Es gibt für diejenigen, die mit Homöopathie vertraut sind, einige wirkungsvolle Mittel für die Geburt. Am Anfang der Eröffnungsphase oder zu Geburtsbeginn ist Arnika in Tablettenform zu empfehlen. Später kann nötigenfalls eine weitere Dosis gegeben werden. Homöopathische Mittel können Sie nach Absprache mit einem Arzt oder Homöopathen in der Apotheke besorgen.

☐ In der Übergangsphase sind »Notfalltropfen« aus der Bachblüten-Therapie zu empfehlen, am besten als Tinktur. Es können zehn Tropfen direkt in den Mund geträufelt oder in etwas Wasser eingenommen werden.

☐ Ermuntern Sie Ihre Partnerin immer wieder dazu, die Haltung zu wechseln.

☐ Geben Sie ihr eine Wärmflasche.

☐ Versuchen Sie es mit Massage, wenn sie das möchte.

☐ Vergessen Sie nicht, daß Schmerzen auch ein Hinweis darauf sein können, daß etwas nicht in Ordnung ist. Hören Sie aufmerksam zu, was Ihre Partnerin Ihnen sagt. Wenn Sie die Schmerzen wirklich unerträglich findet, dann glauben Sie ihr.

Übergangsphase: das Ende der Eröffnungsphase

Was in der Gebärmutter geschieht:

Das Ende der Eröffnungsphase, wenn der Muttermund fast vollständig eröffnet ist (acht bis zehn Zentimeter) wird oft als Übergangsphase bezeichnet. Sie ist wie eine Brücke zwischen der Eröffnungsphase, in der sich der Muttermund öffnet, und der Austreibungsphase, in der das Baby zur Welt kommt. Die Übergangsphase kann von ein paar Minuten bis zu zwei, drei Stunden dauern. Am Ende der Übergangsphase ist die Gebärmutter völlig offen und bereit, das Baby hinauszuschieben.

Die Wehen können sehr lang und intensiv sein und zwischen einer und eineinhalb Minuten dauern, die Pausen dazwischen sind sehr kurz.

Was mit Ihrer Partnerin geschieht:

Die Übergangsphase kann die schwierigste Geburtsphase mit sehr langen, intensiven Wehen sein, die meist sehr schmerzhaft sind. Im allgemeinen empfiehlt es sich aber nicht, in dieser Phase Schmerzmittel zu nehmen, denn bis sie wirken, ist Ihre Partnerin wahrscheinlich schon dabei, das Baby zur Welt zu bringen.

Es ist möglich, daß sie gleichzeitig mit den letzten Eröffnungswehen Preßdrang verspürt. Das kann äußerst verwirrend für sie sein, vielleicht weiß sie nicht mehr, was sie tun soll, sie ist verzweifelt und erschöpft, wahrscheinlich ist ihr übel. Vielleicht merken Sie auch, daß sie sehr reizbar wird. Das kommt sehr häufig vor, und die Hebammen sehen das als Anzeichen dafür, daß die Geburt kurz bevorsteht. Da Sie ihr am nächsten stehen, richtet sich ihre Reizbarkeit wahrscheinlich als erstes gegen Sie, doch sobald die Austreibungsphase beginnt, bekommt sie wieder neue Energie.

Was mit dem Baby geschieht:

In dieser Phase schiebt sich der Kopf des Babys bis zum Beckenausgang und durch den Muttermund, der jetzt maximal geöffnet ist. Er drückt gegen den Enddarm, was bei der Frau zu einem Gefühl führen kann, als müßte sie den Darm entleeren. Dann vollzieht der Kopf des Kindes eine Drehung, um unter dem Schambein hindurchzugleiten, und die Wirbelsäule beginnt, sich zu runden, um in der Austreibungsphase den Beckenausgang zu passieren.

Wie Sie helfen können:

Wichtig ist, Ihre Partnerin in ihrer Konzentration nicht zu stören. Sie steht an der Schwelle zur Geburt ihres Babys und befindet sich in einem auf ihr Innerstes gerichteten und doch hellwachen Bewußtseinszustand. Sie erlebt alles sehr intensiv und muß sich gehen lassen und in sich selbst vertiefen können. Am besten helfen Sie ihr wahrscheinlich, indem Sie sie dabei in Ruhe lassen – oder vielleicht braucht sie auch sehr direkte Unterstützung und Körperkontakt, und dann kann das die Zeit sein, in der Sie als Partner sich besonders nützlich machen können. Ihre seelische Unterstützung und Ermunterung kann für sie eine Hilfe bei der Entspannung sein, so daß sie diese letzte schwierige Phase gut durchsteht. Erinnern Sie sie daran, daß das Baby bald geboren wird und sie ihre Sache sehr gut gemacht hat und auch jetzt sehr gut macht.
Vielleicht braucht sie Zeit, um sich dem Prozeß überlassen zu können, ihr Baby zur Welt zu bringen. Die meisten Frauen nehmen in diesem Moment

ganz von selbst die vornübergebeugte Haltung im Knien ein, doch ist jede Haltung, die in der Eröffnungsphase geholfen hat, weiterhin gut. Während einer langen Übergangsphase kann ein häufiger Haltungswechsel viel Erleichterung bringen. Auch ein warmes Bad kann helfen.

Wenn Sie mit ihr gemeinsam atmen, wobei Sie die Ausatmung betonen, ihr in den Wehenpausen immer wieder Wasser in kleinen Schlucken, einen kühlen Schwamm oder einen nassen Waschlappen anbieten, ihr helfen, sich zu dehnen, indem Sie ihre Arme über den Kopf heben oder sie im Arm halten und massieren, können Sie sie auf vielerlei Art unterstützen, sofern sie das möchte oder braucht.

Wenn noch ein Saum steht

Es kommt vor, daß vor der vollständigen Eröffnung der Muttermund im vorderen Bereich noch nicht ganz hochgezogen ist, so daß noch ein Saum steht. Die Hebamme kann diesen Saum direkt vor dem Kopf des Babys ertasten, und sie fordert die Frau dann wahrscheinlich auf, noch nicht mitzuschieben, solange dieser letzte Rand des Muttermundes nicht völlig hochgezogen ist, auch wenn Ihre Partnerin schon einen sehr heftigen Preßdrang verspürt.

Schlagen Sie ihr in diesem Fall die abgestützte kniende Haltung vor, wobei sie den Kopf am Boden ablegen kann und das Gesäß in die Luft streckt. In dieser Haltung sind die Wehen besser zu ertragen, und es ist genug Platz, damit der Muttermundsaum hochgezogen werden kann. Wenn Ihre Partnerin einen Preßdrang verspürt, dann schlagen Sie ihr vor, statt dessen auszublasen, als würde sie eine etwa einen Meter weit entfernte Kerze ausblasen.

Nach drei oder vier Wehen ist der Saum wahrscheinlich verschwunden. Es ist nicht ratsam, den Preßdrang über einen längeren Zeitraum zu unterdrücken, denn das kann dazu führen, daß die Wehen aufhören.

Die Austreibungsphase

Was mit der Gebärmutter geschieht:

Sobald der Muttermund vollständig eröffnet ist (zehn Zentimeter), ist die Gebärmutter bereit, das Baby hinauszuschieben. Die Preßwehen gehen vom oberen Teil der Gebärmutter aus und unterscheiden sich erheblich von den bisherigen Wehen, die bewirkten, daß der Muttermund hochgezogen und geöffnet wurde. Es kann sein, daß Ihre Partnerin die kräftigen Wehen der Austreibungsphase schon unmittelbar vor der vollständigen Eröffnung des Muttermundes spürt. Oft machen sie sich durch einen Druck auf den Mastdarm bemerkbar, der sich ganz ähnlich wie der Drang zur Darmentleerung anfühlt. Es kann aber auch sein, daß die Frau eine Zeitlang überhaupt keine Wehen verspürt. In manchen Fällen schließt sich die Austreibungsphase direkt an die vollständige Eröffnung des Muttermundes an, manchmal tritt jedoch auch eine Pause ein, in der wenig geschieht. Sie kann einige Minuten oder auch eine halbe Stunde dauern und bietet Ihrer Partnerin eine gute Gelegenheit, sich auszuruhen oder bis zum Beginn der Austreibungsphase etwas zu schlafen.

Die Austreibungsphase ist gewöhnlich wesentlich kürzer als die Eröffnungsphase und dauert zwischen wenigen Minuten und zwei oder drei Stunden. Die durchschnittliche Dauer beträgt 30 bis 40 Minuten. Die Gebärmutter zieht sich von oben her kräftig zusammen und übt Druck nach unten aus, so daß das Baby immer weiter durchs Becken geschoben wird. Die Wehenpausen dauern länger als gegen Ende der Eröffnungsphase, sie können zwischen zwei und fünf Minuten lang sein. Am besten nutzt Ihre Partnerin diese Pausen, indem sie sich bis zur nächsten Wehe ausruht.

Was mit Ihrer Partnerin geschieht:

Die Preßwehen sind meistens sehr stark. Viele Frauen empfinden diese Phase aber dennoch als sehr befriedigend. Manche erleben bei der Geburt des Babys ein orgasmisches Gefühl und berichten über einen Zustand der

Ekstase, der zu den tiefsten Empfindungen in ihrem ganzen Leben gehört. Wenn ein Paar die Geburt gemeinsam erlebt, ist der Partner als aktiver Teilnehmer an dem Ereignis sehr stark mit einbezogen. Auch für Sie können diese Augenblicke tief bewegend und ergreifend sein.

Bei manchen Frauen verläuft die Austreibungsphase sehr schnell; sie ist sehr leicht und geschieht wie von selbst. Andere Frauen dagegen müssen sich sehr viel mehr anstrengen, damit das Baby zur Welt kommt. Viele Einflüsse treffen hier zusammen – die Größe und Form des mütterlichen Beckens, die Größe und Stellung des kindlichen Kopfes und das Befinden der Mutter, wenn sich ihr Körper ganz weit öffnet und sie das Baby aus sich hinausschiebt.

Einige Frauen haben dabei keine Mühe, andere dagegen brauchen Zeit, um Ängste und Widerstände zu überwinden und sich dem überwältigenden Vorgang im Inneren ihres Körpers zu überlassen. Es kann durchaus passieren, daß Ihre Partnerin für Augenblicke das Gefühl hat, dem nicht gewachsen zu sein, doch wenn sie genügend Zeit, Ermutigung und Hilfe bekommt, um sich zu entspannen und loszulassen, dann sorgen ihre natürlichen Instinkte dafür, daß ihr Baby gut auf die Welt kommt.

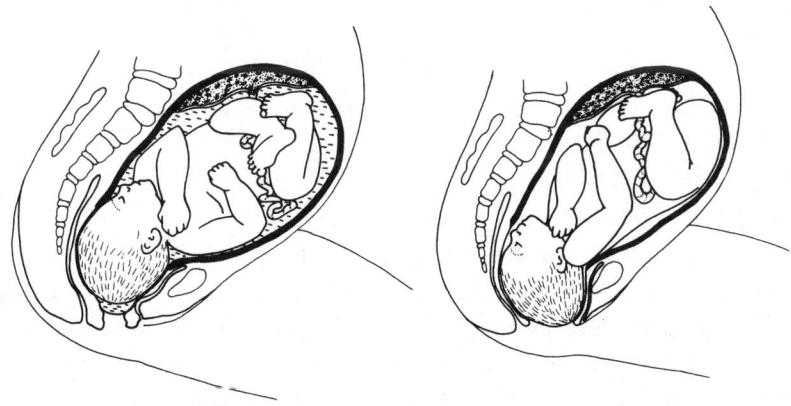

Das Ende der Eröffnung, die Über-
gangsphase. Das Baby schiebt sich
durch den Muttermund und ist bereit,
geboren zu werden.

Der Beginn der Austreibungsphase.
Der Kopf des Babys »tritt durch«.

Wenn die Eröffnungsphase vorbei ist, bekommt die Frau gleichzeitig mit den Preßwehen wieder einen neuen Energieschub. Irgendwann ist Ihre Partnerin dann bereit, das Baby hinauszuschieben. Wahrscheinlich wird ihr ganzer Körper von diesem Drang mitzupressen ergriffen. Vielleicht fällt Ihnen auf, daß sich ihre Stimme verändert und sich die Geräusche, die sie macht, sehr nach Mitschieben anhören. In dieser Phase ist es wichtig, daß sie eine Körperhaltung einnimmt, in der die Schwerkraft die Wehen unterstützt.

Was mit dem Baby geschieht:

Am Anfang der Austreibungsphase wird das Baby nach unten zum hinteren Bereich des Beckens hin geschoben (deshalb der Druck auf den Mastdarm). Beim Tiefertreten dreht sich der Kopf allmählich, und der Nacken, der bisher gebeugt war, streckt sich, wenn sich das Baby die Biegung des Beckenraums entlang unter dem Schambein hindurch zur Scheide bewegt. Wenn der Kopf am Beckenboden ankommt, wölbt sich das weiche Gewebe der Scheide vor und öffnet sich; bei jeder Wehe ist ein bißchen mehr vom Oberkopf des Babys zu sehen. Das wird als »Durchtreten« des kindlichen Kopfes bezeichnet.

Das weiche Gewebe dehnt sich und gibt gegenüber dem Druck des tiefertretenden Kopfes nach, der dann schließlich ganz hinausgeschoben wird. Das kann sehr schnell oder allmählich in einzelnen Schritten vor sich gehen. Sobald der Kopf des Babys geboren ist, dreht sich der Körper, bis zunächst die vordere und dann die hintere Schulter und schließlich der ganze Körper geboren wird.

Unmittelbar nach der Geburt nimmt das Baby seinen ersten Atemzug, macht die Augen auf und schreit möglicherweise. Abhängig von den Umständen sind einige Babys nach der Geburt sehr unruhig, müssen ihren Zustand kundtun und brauchen Trost, andere dagegen kommen völlig ruhig auf die Welt und schauen sich mit großen Augen um, was einen tief berührt.

Bei der Geburt gleicht Ihr Baby sehr wahrscheinlich nicht dem Ideal, das Sie erwartet haben, sondern ist ziemlich runzelig. Der Kopf ist möglicherweise länglich. Das kann daher rühren, daß sich die Schädelknochen leicht übereinander geschoben haben, damit der Kopf den Geburtskanal passieren konnte. Nach einigen Stunden ist die Haut des Babys glatt, der Kopf erhält wieder seine gerundete Form.

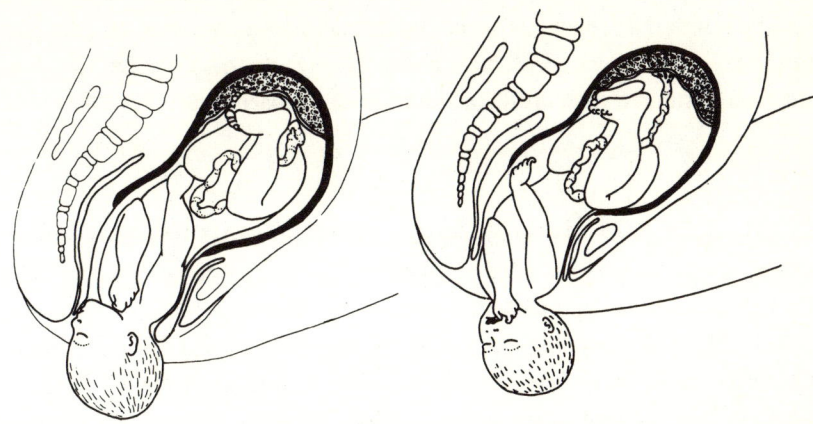

Wenn der Kopf des Babys geboren ist, dreht sich dessen Körper.

Die vordere Schulter wird geboren, und dann die hintere.

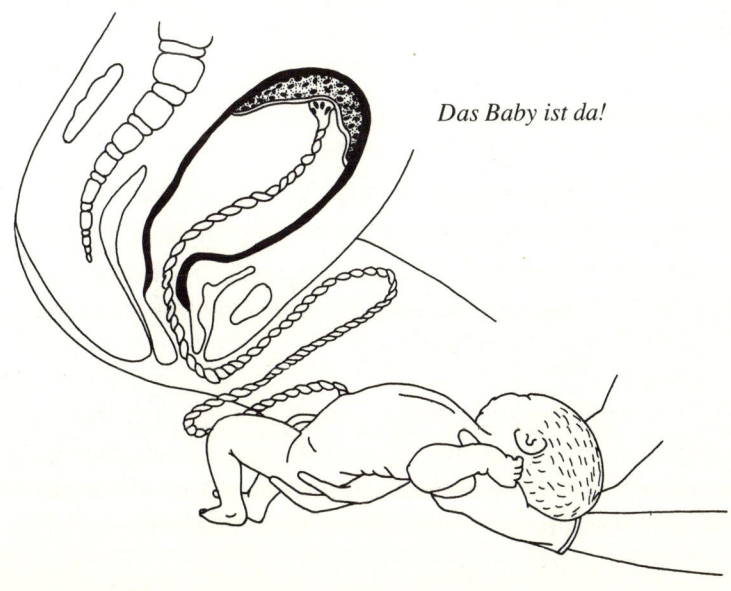

Das Baby ist da!

Ein Neugeborenes ist direkt nach der Geburt oft leicht bläulich oder hat eine graue Hautfarbe, doch nach wenigen Minuten, sobald es die Atmung aufgenommen hat, wird die Hautfarbe normal. Die Haut ist mit einer weißen, cremigen Substanz bedeckt, der Käseschmiere, die sehr nährstoffreich ist. Innerhalb weniger Stunden nach der Geburt wird sie von der Haut des Babys absorbiert. Sie dient auch als Schutzschicht gegen die Temperaturveränderungen im Vergleich zur warmen Gebärmutter.

Haltungen und Bewegungen in der Austreibungsphase

Es gibt bei der aktiven Geburt verschiedene Haltungen. Am besten üben Sie sie alle häufig und beginnen damit sechs Wochen vor dem errechneten Geburtstermin. So finden Sie heraus, welche Haltungen für Sie beide am bequemsten sind und haben genügend Zeit, Möglichkeiten auszuprobieren, mit denen Sie sich am besten auf die Geburtsumgebung einstellen können. Wenn die Austreibungsphase sehr schnell verläuft, werden Sie wahrscheinlich nicht dazu kommen, Ihre Haltung zu verändern, doch wenn sie langsam vor sich geht, probieren Sie am besten verschiedene Positionen aus, bis Ihre Partnerin die Haltung gefunden hat, die ihr am meisten hilft und am bequemsten ist.

Unterstützen und unterstützt werden

Wenn zwei oder drei Leute in einem Team zusammenarbeiten, um einem Baby auf die Welt zu helfen, dann kommt es darauf an, daß Sie alle gelassen bei der Sache sein können. Wenn sich eine der beteiligten Personen unbehaglich fühlt, übertragen sich die Spannungen auf die Frau und wirken sich hemmend auf den Geburtsfortgang aus. Aus diesem Grund empfiehlt sich vorheriges Üben.

Achten Sie darauf, daß Sie entspannt sind, wenn Sie Ihre Partnerin unterstützen, und ermuntern Sie sie dazu, sich stützen zu lassen – ihr Körpergewicht abzugeben und sich völlig ihren Helfern anzuvertrauen. Dann ist es leichter, sie zu halten, und sie kann sich den Kräften überlassen, die in ihr wirken.

Vierfüßlerstand

Diese Haltung ist besonders günstig für eine schnell verlaufende Austreibungsphase, da Ihre Partnerin besser Einfluß auf die Wehen nehmen kann, die manchmal sehr schnell und heftig sind. Für manche Frauen ist das eine sehr gut geeignete Gebärhaltung.

Ihre Partnerin sollte sich einfach eine bequeme Position suchen, indem sie ihren Körper mit einem Sitzsack oder einem Kissenberg unterstützt und die Höhe ihrer Stütze jeweils auf den Fortgang der Geburt abstimmt. Sie kann auch auf einem harten Bett oder dem Boden knien. Sorgen Sie dafür, daß die Knie eine Unterlage haben. Wenn die Frau den Rumpf aufrecht hält, hilft ihr die Schwerkraft beim Tiefertreten des Babys. Wenn sie den Kopf hängen läßt und den Rumpf eher waagerecht hält, werden die Wehen ein wenig schwächer und sind besser zu ertragen. Diese Haltung ist auch sehr günstig, wenn das Baby sich in der hinteren Hinterhauptslage befindet oder breite Schultern hat, denn so wird die Drehung unterstützt. Diese Stellung ist ebenfalls sehr vorteilhaft, wenn die Geburt sehr überraschend eintritt und Sie das Kind allein zur Welt bringen (siehe S. 154).

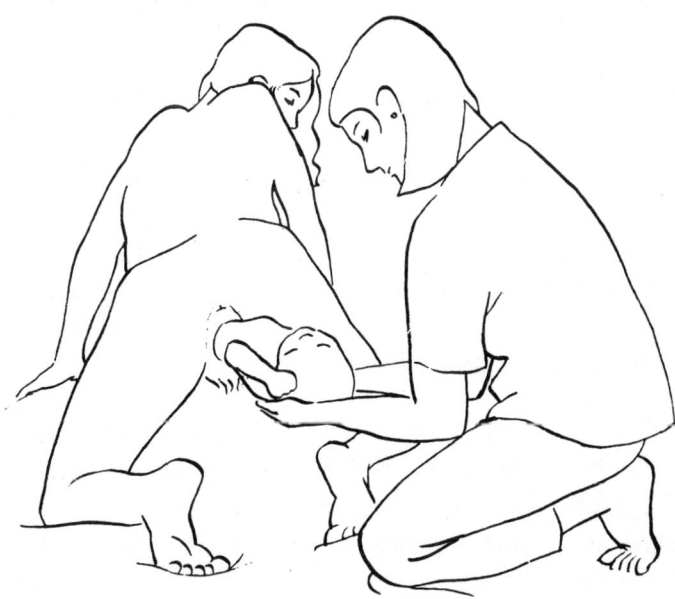

In dieser Haltung können auch vaginale Untersuchungen und sogar ein Dammschnitt gemacht werden. Wenn sich Ihre Partnerin aus diesen Gründen in die halb sitzende Haltung begibt, kann das mit einer plötzlichen Zunahme der Schmerzen verbunden sein.

Partnerübung

☐ Üben Sie die kniende Haltung miteinander und versuchen Sie, vom Knien in den Vierfüßlerstand zu wechseln und von da aus in die halb kniende, halb hockende Haltung, dann ins aufrechte Sitzen oder in die Hocke, damit dieser Bewegungsablauf sich bei der Geburt ganz von selbst ergibt.

Hocke

Dieses ist physiologisch gesehen die ideale Haltung für einen sicheren Weg des Babys durch den Geburtskanal. Das Becken ist am weitesten geöffnet, das Gewebe des Beckenbodens ist entspannt, und der Durchtrittswinkel begünstigt in idealer Weise die Drehung des Babys. Die Schwerkraft unterstützt die Gebärmuttertätigkeit.

Partnerübung

☐ Setzen Sie sich mit geöffneten Knien und geradem Rücken auf einen Stuhl. Bitten Sie Ihre Partnerin, sich zwischen Ihre Beine zu hocken und sich an Sie zu lehnen, wobei sie sich auf Ihren Schenkeln abstützt. Sie kann nun üben, sich aufzurichten und dann wieder hinzuhocken. Nachdem das Baby geboren ist, kann sie sich einfach mit gespreizten Beinen setzen und das Baby im Arm halten.

Bei einer *durch zwei Helfer abgestützten Hocke* hockt die Frau am Boden. Die beiden Helfer knien dicht neben ihr, schieben jeweils das der Frau zugewandte Knie unter deren Gesäß und legen einen Arm um deren Rücken. Die Frau ist damit abgestützt und kann ihre Arme um die Schultern ihrer Helfer legen.

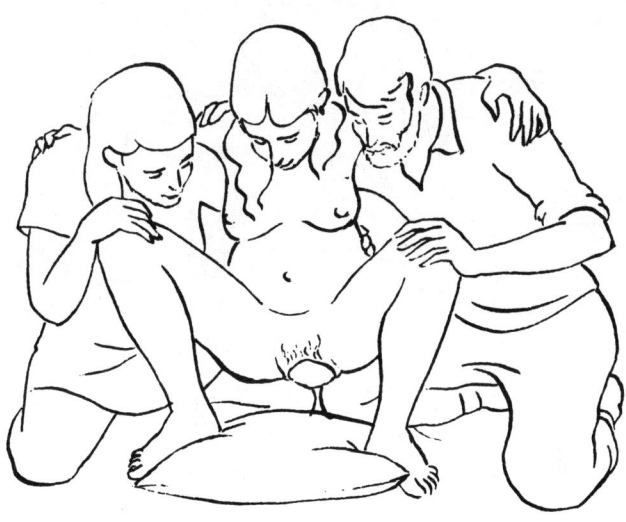

Partnerübung

☐ Versuchen Sie, sich aus dieser Haltung in den Vierfüßlerstand und dann wieder zurück zu begeben und anschließend aufzustehen, denn in diesen Haltungen möchten Sie sich während der Geburt vielleicht gern ausruhen.

☐ Am Boden ist die Hocke am bequemsten, doch nötigenfalls können Sie diese Haltung auch auf dem Entbindungsbett einnehmen. Die beiden Partner stehen je an einer Bettkante, und die Frau hockt auf dem Entbindungsbett und legt die Arme um die Schultern ihrer Helfer. Nötigenfalls erhält sie ein Kissen als Stütze unter die Fersen. Es ist gar keine schlechte Idee, das auf dem Küchentisch zu üben, wenn Sie Ihr Kind auf dem Entbindungsbett zur Welt bringen werden.

☐ Versuchen Sie, zum Ausruhen nach vorn in den Vierfüßlerstand zu gehen oder aufrecht zu knien.

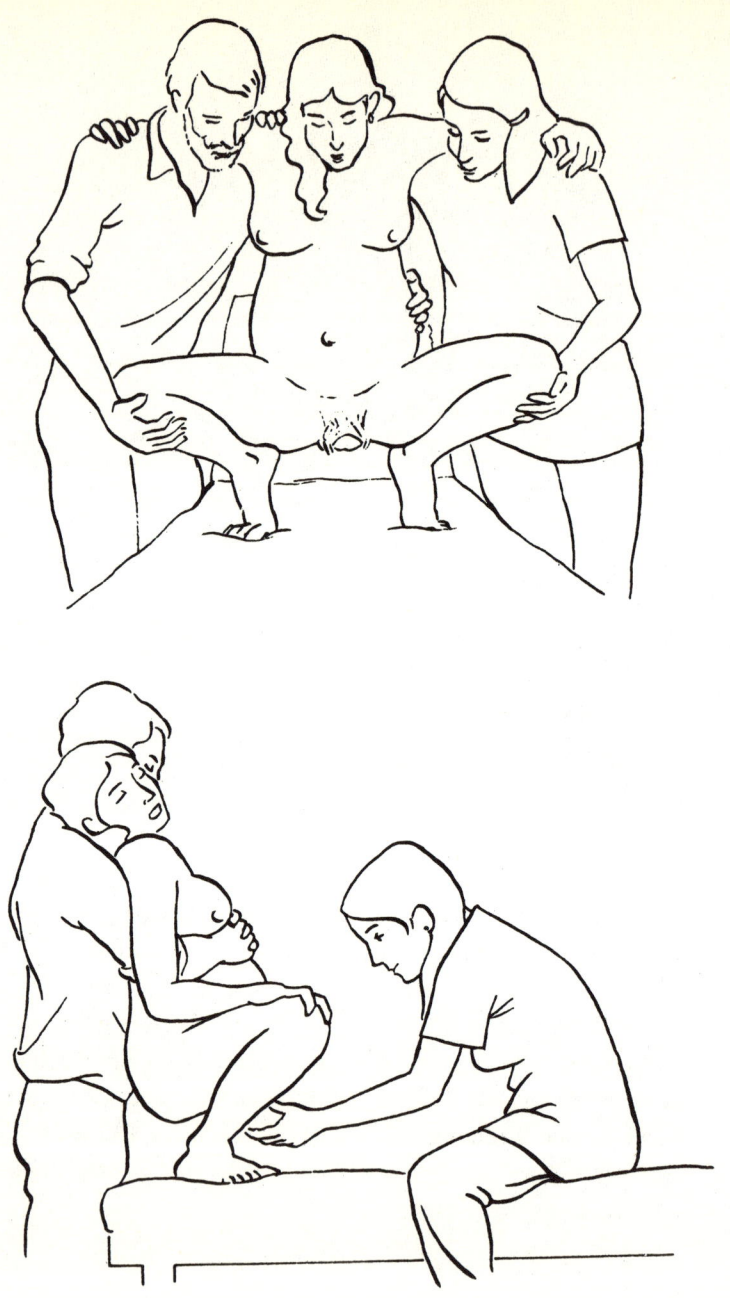

110

Eine *abgestützte Hocke im Stehen* hat viele physiologische Vorteile, denn die Gebärmutter wird bei ihrer Tätigkeit von der Schwerkraft maximal unterstützt. Die Folge ist, daß das Baby meist sehr viel schneller tiefer tritt, deshalb ist diese Haltung besonders günstig, wenn die Austreibungsphase langsam vorangeht oder schwierig ist, oder wenn es einen Grund gibt, daß das Baby so schnell wie möglich geboren werden sollte. Viele Frauen stellen fest, daß ihnen diese Haltung am leichtesten fällt. Es erfordert vom Partner einige Übung, doch sobald er weiß, wie es geht, fällt es sogar einem kleingewachsenen Mann leicht, eine große Frau bei der Geburt zu unterstützen.

Probieren Sie folgendes:
Stellen Sie Ihre Füße etwa 60 Zentimeter voneinander entfernt am Boden auf. Am besten machen Sie das barfuß, damit Sie sich mit den Zehen festhalten können. Gehen Sie leicht in die Knie, spannen Sie das Gesäß an, und beugen Sie sich ein wenig zurück.

Wenn Sie diese Haltung beibehalten und das Gewicht Ihrer Partnerin hauptsächlich mit Ihrem Becken abfangen, dann können Sie ihr festen Halt geben, ohne sich anzustrengen. Wenn Sie jedoch die Knie durchdrücken und sich aus dem Rücken heraus vorbeugen, können Sie einen Schaden davontragen, und dann braucht Ihre Wirbelsäule länger, sich zu regulieren, als Ihre Partnerin braucht, um sich von der Geburt zu erholen.

Partnerübung

- ☐ Stellen Sie sich in einer leichten Grätsche mit gebeugten Knien hin, wobei Sie das Gesäß anspannen und den Oberkörper leicht zurücknehmen, bereit, Ihre Partnerin abzustützen. Ihre Partnerin steht vor Ihnen und lehnt sich mit dem Rücken an Sie an.
- ☐ Schieben Sie die Arme unter die Achseln der Frau, und geben Sie ihr die Hände, damit sie sich daran festhalten kann, wenn sie in die Hocke geht. Stehen Sie fest am Boden, und lassen Sie die Hände locker, das Gesäß ist angespannt. Lassen Sie das Gewicht Ihrer Partnerin an Ihrem Becken ruhen. Erinnern Sie sie daran, sich völlig zu entspannen und sich mit ihrem Kopf und ihrem Körper an Sie zu lehnen.

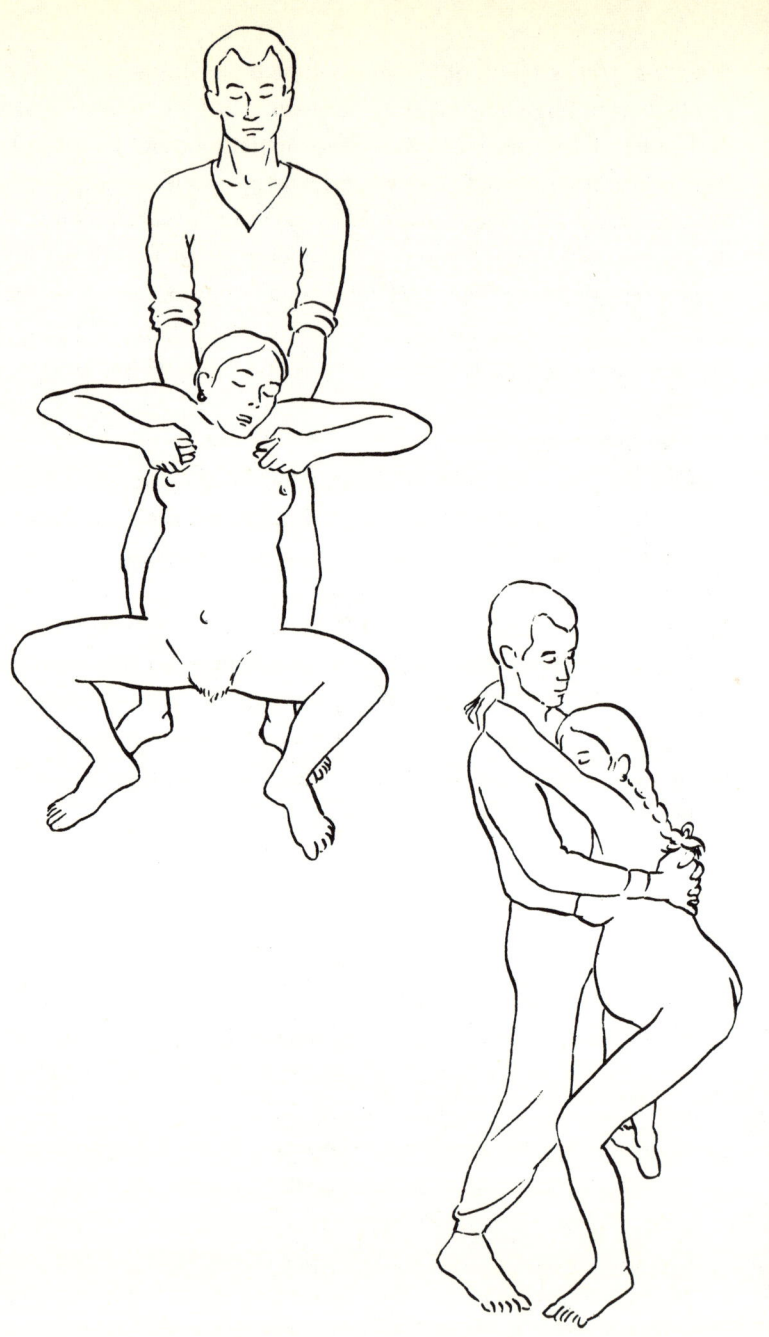

☐ Bleiben Sie etwa eine Minute lang so, und bitten Sie Ihre Partnerin dann aufzustehen.

☐ Sie brauchen die Frau erst in den letzten Wehen so abzustützen, kurz bevor das Baby zur Welt kommt. Bis dahin und auch in den Wehenpausen kann sie sich frei bewegen und sich während der Wehen an Sie lehnen.

☐ Ihre Partnerin kann das Kind auch Ihnen zugewandt zur Welt bringen, wobei sie die Arme um Ihren Hals schlingt und die Hebamme das Baby von hinten in Empfang nimmt. In der abgestützten aufrechten Hocke bildet die feste Stütze nach oben ein Gegengewicht zu der kraftvollen Abwärtsbewegung der Wehen.

Diese Vorgehensweise beim Abstützen der Frau wurde von Michel Odent in Pithiviers angewendet und wird von ihm empfohlen. Wenn das Baby geboren ist, legt die Hebamme es in der »Sicherheitshaltung« auf den Bauch auf ein weiches Tuch, das am Boden ausgebreitet ist. So kann das Fruchtwasser abfließen, während die Mutter sich auf den Boden setzt, so daß sich das Kind zwischen ihren Beinen befindet. Nach wenigen Augenblicken berührt sie es ganz instinktiv und nimmt es hoch.

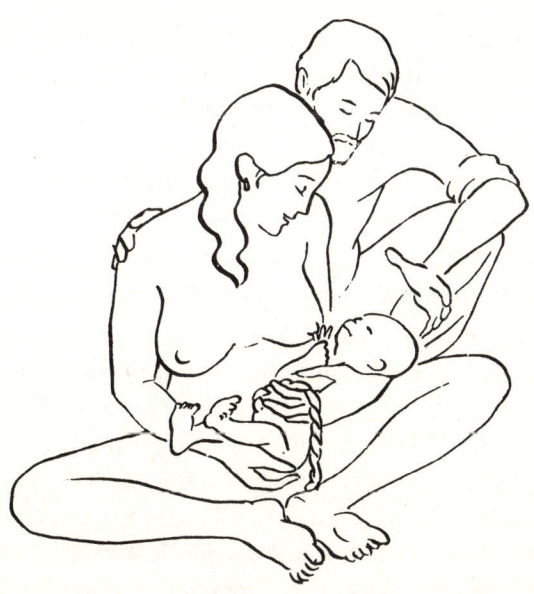

Atmung in der Austreibungsphase

Im Laufe der Jahre ist mir aufgefallen, daß Frauen sich in der Austreibungsphase ganz unterschiedlich verhalten. Manche Frauen arbeiten gerne ganz bewußt mit den Wehen mit, setzen ihre Willenskraft ein und strengen sich an, um dabei zu helfen, daß sich das Baby durch den Geburtskanal schiebt. Anderen geht es sehr viel besser, wenn sie völlig entspannt dabei sind, sich kaum wirklich anstrengen und sich der Gebärmuttertätigkeit überlassen. Beide Verhaltensweisen scheinen wunderbar zu funktionieren. Die Gebärmutter kann die notwendige Arbeit ganz von selbst vollbringen. Die Frau braucht nur den Signalen ihres Körpers zu folgen, um ihre instinktiven Fähigkeiten zu entdecken und ihr Kind zu gebären.

Die meisten Geburtshelfer haben in ihrer Ausbildung gelernt, die Mutter anzuweisen, die Luft anzuhalten und heftig zu pressen. Dieses Anspornen in der Austreibungsphase ist auf die liegende Haltung zurückzuführen, in der die Frau gegen den Widerstand der Schwerkraft ankämpfen muß, um ihr Baby aufwärts und hinaus zu schieben. Doch Untersuchungen haben ergeben, daß durch diese heftige Anstrengung der Sauerstoffgehalt im mütterlichen Blut stark reduziert wird und damit auch die Sauerstoffversorgung der Gebärmutter und des Kindes. Da aber das Baby in dieser Geburtsphase einem besonders großen Risiko ausgesetzt ist, ist eine bestmögliche Sauerstoffversorgung für die Gesundheit des Kindes unabdingbar.

Ein weiterer Nachteil bei dieser Vorgehensweise in der Austreibungsphase besteht darin, daß die Geburtshelfer so eifrig in ihren Versuchen sind, die Frau anzuspornen und zum Pressen anzufeuern, daß diese die Verbindung zu ihren eigenen instinktiven Körpersignalen verliert. In der letzten Geburtsphase sind alle Anwesenden sehr aufgeregt und oft auch etwas ängstlich. Wichtig für alle ist, ruhig zu bleiben, zumindest nach außen, und der Frau genügend Zeit und Möglichkeiten zu lassen, sich ganz und gar zu konzentrieren und ihren eigenen Weg zu finden, wie sie ihr Kind auf die Welt bringt. Sie braucht Ermunterung ohne viele Anweisungen.

Die Austreibungsphase hat ihren eigenen Rhythmus. Die Wehen kommen wie in Wellen, jede bringt der Frau neue Kraft und Energie, damit das Baby immer weiter durch den Geburtskanal geschoben wird. Die Frau muß einen Weg finden, sich diesem gewaltigen Rhythmus in ihrem Körper zu überlassen und mit ihm zusammenzuarbeiten, damit das Baby geboren werden kann. Meist erfordert es einige Austreibungswehen, bis sie sich auf die neuen, heftigen Empfindungen eingestellt hat.

Am besten ist es, beides zu üben, sowohl das Mitarbeiten während einer Wehe als auch das sich Überlassen, damit die Gebärmutter ungehindert ihre Funktion erfüllen kann. Dadurch stehen beide Möglichkeiten zur Verfügung, wenn es soweit ist. Ihre Partnerin kann die folgenden Übungen allein machen. Sie können sie aber auch mit ihr zusammen ausführen, denn das hilft Ihnen, sie bei der Geburt zu unterstützen.

Wahrnehmung des Beckenbodens

Die Muskulatur des Beckenbodens gleicht einer Hängematte, die an der Unterseite des Beckens aufgespannt ist. Diese Muskeln umschließen die Scheide, die Harnröhre und den After, und damit das Baby geboren werden kann, muß es sich seinen Weg durch diese Muskeln bahnen. Die Beckenbodenmuskeln unterliegen im Gegensatz zur Gebärmutter, deren Tätigkeit wir willentlich nicht beeinflussen können, unserer Einflußnahme. Wir können sie bewußt anspannen und loslassen. In der Endphase werden diese Muskeln und das sie umgebende Gewebe weich und geben den Raum frei, um das Baby hindurchzulassen.

Folgende Übung ist für Ihre Partnerin gedacht:

☐ Die Frau geht auf Zehenspitzen in die Hocke, beugt sich vor und stützt sich mit den Händen ab. Dann schließt sie die Augen und konzentriert sich auf den Beckenboden.

☐ Sie spannt die Muskeln an, zieht sie hoch, hält diese Spannung einige Sekunden lang und läßt sie dann ganz sanft und langsam wieder los. Fünfmal wiederholen.

☐ Jetzt versucht sie, gleichzeitig tief zu atmen, und zwar atmet sie beim Anspannen ein und beim Loslassen aus und wiederholt das fünfmal.

Mit den Wehen mitarbeiten

Ihre Partnerin geht wieder in die Hocke, beugt sich vor und stützt sich mit den Händen ab. Sie stellt sich vor, daß sie gerade eine Wehe hat. Der Preßdrang und das Mitschieben erinnert an den Vorgang bei der Darmentleerung, doch natürlich geht es hier um die Scheide. Sie versucht dann ganz sanft nach unten zu ihrer Scheide hin mitzuschieben.

Machen Sie folgende Übung:

☐ Das läßt sich nur sehr schwer ohne richtige Wehen üben, setzen Sie also Ihre Phantasie ein. Ihre Partnerin atmet tief ein, ehe sie beginnt und schiebt dann beim Ausatmen mit. Das ist nicht möglich, ohne dabei Laute von sich zu geben, und während der eigentlichen Geburt wird die Frau möglicherweise beim Mitschieben laut stöhnen oder schreien. Das ist ganz natürlich, und wenn es sich für andere auch beängstigend anhört, bedeutet es für die Frau meistens eine große Erleichterung.

☐ Mehrmals ein wenig mitzupressen ist ebenso wirkungsvoll wie einmaliges langes Pressen.

Sich den Wehen überlassen

Versuchen Sie hierzu die Übung in der abgestützten Hocke. Helfen Sie Ihrer Partnerin dabei, den ganzen Körper zu entspannen, Kopf und Nacken locker zu lassen und sich völlig von Ihnen abstützen zu lassen.

Machen Sie folgende Übung:

☐ Schlagen Sie Ihrer Partnerin vor, auf Zehen in die Hocke zu gehen, die Augen zu schließen und sich ganz auf ihren Beckenboden zu konzentrieren. Dann stellt sie sich ihr Baby in ihrem Bauch vor, dessen Kopf etwa die Größe einer Grapefruit hat und tief im Becken sitzt, bereit, geboren zu werden.

☐ Erinnern Sie sie an die tiefe Atmung. Jedesmal beim Ausatmen läßt sie den Beckenboden los und stellt sich vor, daß sie ihr Baby »ausatmet«.

116

Dabei ist sie mit ihrer Aufmerksamkeit ganz und gar bei der Abwärtsbewegung und läßt es zu, daß der Beckenboden sich öffnet und nachgibt, während sie ausatmet.

Geburt

In dem Augenblick, wenn das Baby zur Welt kommt, tritt der Kopf des
Babys durch die Scheidenöffnung hindurch. Das Scheidengewebe dehnt
sich unglaublich aus, um den Kopf freizugeben. Für alle, die dabei sind, ist
das ein sehr aufregender Moment. Die Mutter ist einem Sturm von Empfindungen und Körpergefühlen ausgesetzt.
An diesem Punkt sind manche Frauen zu keiner Selbstkontrolle mehr fähig
und überlassen sich einfach den Vorgängen in ihrem Inneren. Meist gibt
die Frau in dem Moment, in dem das Baby herauskommt, einen Schrei von
sich, der bei jeder Frau ähnlich klingt. Manche Frauen dagegen arbeiten
lieber mit der Hebamme zusammen und folgen ihren Anweisungen, indem
Sie auf dem Höhepunkt einer jeden Preßwehe in eine sanfte Hechelatmung
übergehen.

Folgende Übung ist für Ihre Partnerin gedacht:

☐ Sie geht auf den Zehen in die Hocke, schließt die Augen und konzentriert sich auf ihren Beckenboden. Dann hechelt sie wie ein Hund an
einem heißen Sommertag. Jedesmal beim Ausatmen läßt sie den Bek-
kenboden ganz los.

Nachgeburtsphase

Die Nachgeburtsphase beginnt dann, wenn Ihre Partnerin das Neugeborene
im Arm hält und sich dessen nackter Körper an ihren schmiegt. Das Baby
öffnet wahrscheinlich die Augen und schaut ihr und auch Ihnen ins Gesicht,

wenn es das Wunder genießt, zum ersten Mal die Welt zu sehen. Die für das Kind ungewohnt kühle Raumtemperatur löst den Atemreflex aus, und innerhalb weniger Augenblicke beginnt die Lunge ihre Tätigkeit. Während das Baby lernt, selbständig zu atmen, wird es immer noch durch die Plazenta über die Nabelschnur mit sauerstoffreichem Blut versorgt.

Die heftigen Gefühle der Mutter, der Hautkontakt und die Stimulation der Brustwarzen, wenn das Kind saugt, bewirken eine Hormonausschüttung. Durch diese Hormone wird die Gebärmutter veranlaßt, sich heftig zusammenzuziehen, und damit wird die Plazenta gelöst und hinausgeschoben. Meist passiert das innerhalb der ersten halben Stunde nach der Geburt, es kann aber auch länger dauern. Die erste halbe Stunde ist für die Mutter, den Vater und das Neugeborene sehr wichtig, denn sie begegnen sich ja zum erstenmal. Es besteht keine Notwendigkeit, die Geburt der Plazenta zu beschleunigen oder zu forcieren.

Wenn das Kind spontan in der Hocke oder im Knien geboren worden ist, ist das die beste Bedingung für eine erfolgreiche Nachgeburtsphase. Wichtig ist, daß der Oberkörper der Frau aufgerichtet ist, denn dadurch wird die Plazentalösung gefördert. Außerdem ist diese Haltung bequem für den ersten Mutter-Kind-Kontakt.

Probieren Sie folgende Übung aus:

☐ Schlagen Sie Ihrer Partnerin vor, sich mit gespreizten Beinen auf den Boden zu setzen, als hätte sie gerade ihr Kind zur Welt gebracht.

☐ Stellen Sie sich barfuß hinter sie, so daß sie sich mit dem Rücken gegen Ihre Beine lehnen kann.

Irgendwann in dieser ersten halben Stunde wird das Baby wahrscheinlich beginnen, an der Brust zu saugen. Dadurch wird die Gebärmutter zur Wehentätigkeit angeregt. Wenn Ihre Partnerin Wehen kommen spürt, hockt sie sich am besten hin oder steht auf. Es besteht keinerlei Veranlassung, währenddessen an der Nabelschnur zu ziehen. Das ist ein gefährlicher Eingriff. Die Plazenta kommt von selbst, und Ihre Partnerin empfindet es wahrscheinlich sogar als angenehm, sie hinauszuschieben, denn sie ist kleiner und weicher als das Baby.

6 Geburtsumgebung

Ich hatte einmal das Glück, dabei sein zu dürfen, als unsere Katze ihre ersten Jungen zur Welt brachte. Als der Zeitpunkt der Geburt herangekommen war, durchstreifte sie das ganze Haus. Als dann schließlich die Wehen begannen, kam sie, um mich zu holen und lief in eine Ecke meines Schlafzimmers, um mir zu verstehen zu geben, daß mein Kleiderschrank der Ort ihrer Wahl war. Ich stellte eine Pappkiste, die ich mit Zeitungen auslegte, in die dunkle Ecke, in der sie im Kreis umherging. Ich und meine zwei kleinen Kinder durften ihr dabei zusehen. Schließlich brachte sie fünf Kätzchen zur Welt. Das war ein wunderbares Beispiel für instinktives Verhalten. Sie wußte genau, was sie tun mußte. Von einer Wehe kurz vor der Geburt des ersten Jungen abgesehen, als sie einen Schrei, möglicherweise vor Schmerz, von sich gab, schnurrte sie während des gesamten Geburtsvorgangs und leckte jedes Junge ab, bevor das nächste kam.

Wie unsere Katze sollte auch jede Frau auf der Suche nach ihren Geburtshelfern und dem richtigen Ort für die Geburt alle Möglichkeiten erkunden und ihre Entscheidung für den Ort treffen, an dem sie sich am wohlsten fühlt. Sie als Ihr Partner können ihr dabei helfen, alle ihr offen stehenden Möglichkeiten herauszufinden; Sie können alle wichtigen Themen mit ihr besprechen und ihr sagen, was Ihnen am liebsten wäre, doch sollte die endgültige Entscheidung ihr überlassen bleiben. Eine Frau folgt bei der Suche nach dem richtigen Ort für die Geburt einem *Nestinstinkt*, und sie bei ihrer Suche zu unterstützen und ihren Gefühlen und Vorlieben bei der Suche zu vertrauen, ist das Beste, was Sie dabei tun können.

Viele Frauen haben heute keinen Zugang mehr zum inneren Wissen über Geburt, das bei Tieren und Naturvölkern ganz instinktiv vorhanden ist. Eine Frau, die ihr erstes Kind bekommt, konnte normalerweise noch nie selbst eine Geburt beobachten. Sie wird die Geburt nicht als einen natürlichen Vorgang ihres Körpers sehen. Ohne es zu wissen, kann sie dann aus

Angst, aufgrund fehlender Informationen und aus Unsicherheit eine Entscheidung hinsichtlich des Geburtsortes treffen, die sie später bereut. Sehr viele Frauen, die ihren Instinkten nicht mehr trauen, akzeptieren ganz passiv das nächstgelegene Krankenhaus als den am besten geeigneten Ort für die Geburt und geraten, ohne viel darüber nachzudenken oder nachzufragen, ganz automatisch an eine Einrichtung, in der sie zu »Patientinnen« werden und wo ihnen alles aus der Hand genommen wird.

Voraussetzung dafür, daß diese Suche auch erfolgreich verläuft, ist die Wahl des richtigen Ortes und die Entscheidung für die Geburtshelfer, denen Sie vertrauen können. Jede Frau kann sich ganz bewußt auf die Geburt einstellen, sie sollte ihrer eigenen Intuition vertrauen und sich bei der Wahl des Geburtsortes und der Geburtshelfer wohl und sicher fühlen. Es ist wichtig, daß Sie als ihr Partner über grundlegendes Wissen verfügen und über die Wahlmöglichkeiten informiert sind, wenn Sie ihr dabei helfen, herauszufinden, was das Beste für sie ist.

Eine aktive Geburt ist überall dort möglich, wo die Einstellung der Geburtshelfer und die Atmosphäre stimmt. Das kann auf einer Entbindungsstation der Fall sein oder in einem ganz einfach ausgestatteten Zimmer zu Hause. Es sind keine teuren Apparaturen notwendig. Ein Sitzsack oder ein Stapel bequemer Kissen, ein niedriger Schemel zum Hocken und vielleicht ein Stuhl, das ist alles, was Sie brauchen. Wichtig ist, daß Sie beide sich wohl und wie zu Hause fühlen, damit Ihre Partnerin sich ungestört auf die Geburt einlassen kann. Alle im Zimmer Anwesenden sollten sie liebevoll unterstützen und sie dazu ermuntern, ihren Instinkten zu vertrauen. Die innere Einstellung ihrer Helfer ist genau so wesentlich dafür, daß es ihr gutgeht, wie ihre eigene Bewegungsfreiheit. Sie sollte sich völlig dem Geschehen überlassen, sich völlig ungehemmt fühlen und sich so bewegen können, wie sie möchte, wobei ihre Intimsphäre, ihre Entscheidungsfreiheit und ihre Würde von allen Anwesenden respektiert werden.

Unsere Katze hat die wichtigsten Gesichtspunkte bei der Wahl des richtigen Platzes sehr deutlich zum Ausdruck gebracht. Sie hat eine dunkle Ecke an einem der ruhigsten Orte im Haus ausgesucht, wo sie am wenigsten gestört werden konnte.

Professor Cornelius Naaktgeboren, ein niederländischer Zoologe, der sich mit seinen Untersuchungen über das Geburtsverhalten von Tieren einen

Namen gemacht hat, konnte zeigen, wie Angst und Störungen zu diesem Zeitpunkt zu Spannungen führen, die den Geburtsvorgang verzögern und sogar zum Stillstand bringen können. Die Hormonausschüttung im Körper der Frau, die bei ihr die Wehen auslösen und in Gang halten, sind untrennbar mit ihren Emotionen verbunden. Wenn sie übermäßig ängstlich ist oder sich unwohl fühlt, wirkt sich das nachteilig auf ihre Geburt aus. Manchmal kann schon die Anwesenheit einer Person im Zimmer, mit der sie sich unbehaglich fühlt, die Wehentätigkeit behindern, ganz zu schweigen von einer ganzen Gruppe von Studenten, die auf Ihren Damm starren. Wenn sie angespannt und ängstlich ist, spannt sich ihre Gebärmutter an und bietet dem natürlichen Vorgang des Loslassens und Öffnens Widerstand, so daß sie größere Schmerzen hat und mehr Angst bekommt. So führt ein Ereignis zum nächsten, bis sie schließlich Hilfe braucht und Eingriffe nötig werden, damit sie ihr Baby zur Welt bringen kann. Wenn die Geburt unkompliziert ist, und das ist sie in über 90 Prozent aller Fälle, dann ist der sicherste Ort für die Geburt dort, wo die Frau psychisch und physisch ungestört sein kann.

Die innere Einstellung der Betreuer ist ebenso wichtig für das Wohlergehen der Frau, ihre Sicherheit und ihr Befinden und für die Sicherheit ihres Kindes wie ihre Bewegungsfreiheit. Und nur unter solchen Bedingungen ist eine instinktgesteuerte, aktive Geburt möglich.

Geburt in der Klinik

In den meisten Kliniken wird eine Reihe geburtshilflicher Maßnahmen für die medizinische Leitung der Eröffnungsphase und der Geburt routinemäßig angewendet. Solche Techniken stellen einen Eingriff in den natürlichen Geburtsablauf dar und werden als »aktive Geburtsleitung« bezeichnet. Viele Menschen erliegen heute der Illusion, daß die Klinik auf jeden Fall der sicherste Ort für eine Geburt sei.

Niemand wird in Abrede stellen, daß für eine bestimmte Zahl von Frauen und Babys, die bei der Geburt einem Risiko ausgesetzt sind, umfassende medizinische Geburtshilfe ein Segen ist. Doch die weit verbreitete routinemäßige Anwendung solcher Eingriffe erfordert bei der Suche nach dem richtigen Ort für die Geburt, daß Sie sich eingehend erkundigen.

Viele Kliniken laden werdende Eltern zu einem Informationsabend und einer Besichtigung des Kreißsaals ein. In einigen Kliniken gibt es Geburtsvorbereitungskurse und Abende auch für Väter, doch meistens finden solche Veranstaltungen erst gegen Ende der Schwangerschaft statt. Während der vorausgehenden Schwangerschaftsmonate ist in den häufig überfüllten Kliniken wenig Zeit, um der Frau und ihrem Partner Fragen zu beantworten oder über die übliche Vorgehensweise in der Klinik zu berichten. Oft fängt das Paar erst an, mehr darüber in Erfahrung zu bringen, wenn es schon zu spät ist, um noch eine Ausweichmöglichkeit zu finden.

Es ist sehr vernünftig und außerdem auch das gute Recht einer Frau, daß sie Fragen stellen kann und die Klinik prüft, bevor sie sich dort für die Geburt anmeldet. Sie können sie darin bestärken und ihr auch zur Seite stehen, indem Sie ihr vorschlagen, daß Sie gemeinsam einen Termin mit der Oberhebamme oder dem zuständigen Arzt ausmachen und sie begleiten, falls sie das möchte. So erfährt die Klinik mehr über die Wünsche Ihrer Partnerin hinsichtlich der Geburt und kann besser auf sie eingehen. Wenn der Arzt oder die Hebamme eine Notiz an Ihre Unterlagen heftet, in der steht, daß Sie eine aktive Geburt wünschen, hilft das dem Klinikpersonal, besser auf Ihre Partnerin einzugehen, wenn sie mit Wehen in die Klinik kommt.

Vor einem solchen Klinikbesuch ist es für Sie beide eine Hilfe, die üblichen geburtshilflichen Eingriffe zu kennen, um das Für und Wider besser einschätzen zu können. Dieses grundlegende Wissen ist für Sie beide wichtig, auch später, falls Eingriffe bei der Geburt nötig sein sollten. Begleiten Sie daher Ihre Partnerin zu einem solchen Informationsbesuch, und zwar möglichst früh in der Schwangerschaft, und fragen Sie ausführlich nach, welche Eingriffe vorgenommen werden, ob sie routinemäßig angewendet werden und ob Sie sie auch ablehnen können.

Vorbereitende Maßnahmen

Die Aufnahme ist in den einzelnen Kliniken unterschiedlich, doch müssen bei der Ankunft auf jeden Fall Formulare ausgefüllt werden. Anschließend wird die Frau von der Hebamme in ein »Aufnahmezimmer« gebracht, wo sie auf die Geburt »vorbereitet« wird. Ihr Blutdruck und Lage und Herztöne des Babys werden geprüft. Dann wird die Frau vaginal untersucht, um festzustellen, wie weit der Muttermund eröffnet ist. In einigen Kliniken wird zu diesem Zeitpunkt routinemäßig die Fruchtblase gesprengt, manchmal ohne Zustimmung und Wissen der Frau.

In manchen Kliniken werden die Schamhaare rasiert oder abgeschnitten. Das ist eine völlig unnötige Maßnahme, für die Frau ist es entwürdigend, und es bringt keinerlei medizinische Vorteile. Es ist vielmehr so, daß die juckenden nachwachsenden Haare eine Infektion verursachen können.

Zu den Routinemaßnahmen gehört meist auch ein Einlauf oder ein Zäpfchen zum Abführen. Das ist nicht nötig, kann aber bei Verstopfung eine Hilfe sein. In den meisten Fällen entleert sich der Darm jedoch kurz vor der Geburt von selbst. Manche Frauen sind über einen Einlauf ganz froh und fühlen sich nachher wohler, viele empfinden das jedoch als Übergriff. Ein Einlauf kann tatsächlich sehr unangenehm sein, heftige Krämpfe, Übelkeit und Erbrechen hervorrufen, wenn er bei starken Wehen gemacht wird. Wichtig ist, daß die Frau die Freiheit hat, diese Maßnahme abzulehnen, wenn sie sie nicht wünscht.

Nach dem Einlauf wird der Frau angeboten zu duschen oder ein Bad zu nehmen. Das kann ihr helfen, sich zu entspannen, und sie sollte genügend Zeit dafür haben, wenn es ihr wohltut. Nach dem Bad bekommt sie ein Kliniknachthemd angeboten und kann dann in den Kreißsaal oder das Gebärzimmer gehen.

Geburtsverlauf und Zustand von Mutter und Kind müssen zwar überwacht werden, doch oft hat die Frau dabei das Gefühl, Patientin zu sein und gibt dann die ganze Verantwortung an die Experten ab. Diese erste halbe Stunde in der Klinik kann für die Frau eine sehr schwierige Zeit sein, wobei das natürlich davon abhängt, wie mit ihr umgegangen wird. Sie hat bereits Wehen und befindet sich jetzt nicht mehr in der vertrauten Umgebung ihres eigenen Zuhauses, sondern im fremden Klinikumfeld. Häufig werden die

Wehen dann schwächer oder kommen ganz zum Stillstand, bis sie sich an die neue Umgebung gewöhnt hat, sich entspannen und ihren eigenen Rhythmus finden kann.

In manchen Kliniken wird der Mann aufgefordert, währenddessen den Raum zu verlassen, oder er sucht erst noch einen Parkplatz. Am besten ist es jedoch, wenn Sie in dieser Zeit zusammen bleiben, denn Ihre Frau verläßt sich auf Ihren Beistand und braucht ihn jetzt vielleicht besonders nötig. Sie könnten dazu beitragen, daß eine gewisse Kontinuität gewahrt bleibt, indem Sie nicht von ihrer Seite weichen, für ruhige Konzentration sorgen und sie bei der Wehenatmung unterstützen, wie Sie das geübt haben.

Wenn in den Unterlagen Ihrer Partnerin schon vermerkt ist, daß sie eine aktive Geburt wünscht, ist das von Vorteil. Das Abhören der kindlichen Herztöne und die Untersuchung des Muttermundes sind nicht so störend für sie, wenn sie sich dabei nicht hinlegen muß. Vielleicht zieht sie ihre eigene Kleidung dem Kliniknachthemd vor. In manchen Kliniken wird von den Partnern erwartet, daß sie sterile Krankenhauskleidung tragen, manchmal sogar auch Haube und Mundschutz. Das sieht lächerlich aus und ist auch vollkommen überflüssig, denn Sie sind eine sehr unwahrscheinliche Infektionsquelle. Doch vielleicht haben Sie das Gefühl, daß es sich lohnt, diese Einschränkungen in Kauf zu nehmen, damit Sie bei Ihrer Partnerin bleiben und sich vielleicht bei wichtigeren Dingen durchsetzen können.

Glukosetropf

In manchen Kliniken ist es üblich, daß jede Frau während der gesamten Geburt an einen intravenösen Glukosetropf angeschlossen ist, damit ihr Blutzuckerspiegel aufrecht erhalten werden kann. Den Frauen ist dann auch meistens nicht erlaubt, während der Geburt etwas zu essen. Die Erklärung hierfür ist, daß sie einen leeren Magen haben muß, falls ein Kaiserschnitt nötig sein sollte. Dieses »Für-alle-Fälle-Syndrom« bedeutet, daß jede Geburt als möglicher Kaiserschnitt gilt. Wenn eine Frau eine völlig normale Geburt hat, die jedoch sehr lange dauert, dann muß sie stundenlang ohne Essen auskommen (siehe S. 85). Wenn die Frau an einem Tropf hängt, ist sie natürlich in ihrer Bewegungsfreiheit völlig eingeschränkt und muß liegenbleiben. Neuere Untersuchungsergebnisse besagen außerdem, daß ein zu hoher Blutzucker beim Baby zu Neugeborenengelbsucht führen kann.

Abhören der Herztöne

Bei der Herztonüberwachung werden die Herztöne des Babys im Mutterleib abgehört und überwacht. In der Schwangerschaft wird das bei jeder Vorsorgeuntersuchung gemacht, ebenso in regelmäßigen Abständen bei der Geburt, bis das Baby geboren ist. Es gibt viele Möglichkeiten, die Herztöne des Babys abzuhören. Die einfachste besteht darin, das Ohr auf den Unterbauch der Mutter zu legen, in dem Bereich, wo das Herz des Babys zu hören ist. Für Sie als Geburtsbegleitung empfiehlt es sich, das zu lernen, denn während der Geburt kann es eine Hilfe sein, wenn Sie bei der Überwachung der kindlichen Herztöne helfen können. Hebammen verwenden dafür oft ein Hörrohr aus Mctall oder Holz; eine simple Version eines solchen Hörrohrs ist eine leere Toilettenpapierrolle. Es kann auch ein normales Stethoskop verwendet werden. Für eine aktive Geburt ist all dies gut geeignet, denn die Mutter kann eine bequeme aufrechte Haltung einnehmen, ihre Geburtshelfer können den Unterbauch gut erreichen.
Wenn Sie zu einer der Vorsorgeuntersuchungen mitgehen, können Sie die Hebamme oder den Arzt bitten, Ihnen zu zeigen, wie Sie die richtige Stelle zum Abhören der Herztöne finden. Das Herz eines Babys schlägt sehr viel schneller als das eines Erwachsenen. Die Herztöne können von der 20. bzw. 24. Woche an gehört werden. In der Frühschwangerschaft sind sie direkt über dem Schambein zu hören und können bis zu 150 bis 160 Schläge betragen. Zum Geburtstermin sind es 120 bis 160 Schläge pro Minute. Zur Überprüfung der Herztöne schauen sie gleichzeitig auf den Sekundenzeiger Ihrer Uhr, zählen die Schläge innerhalb von 15 Sekunden und multiplizieren sie mit vier. Wenn Sie zum Beispiel 32 Schläge in 15 Sekunden zählen, sind das 128 Schläge pro Minute.

Ultraschall-Abhörgeräte (Dopton)

Bei dieser Methode werden schwache, hochfrequentige Schallschwingungen eingesetzt. Die einfachste Version eines solchen Geräts ist ein tragbares Gerät mit einem Schallkopf, der am Bauch der Frau angelegt wird. Die Herztöne lassen sich dann, verstärkt über einen kleinen Lautsprecher, abhören. Hausgeburtshebammen haben zumeist ein solches Gerät. Ihre Frauenärztin hat sicherlich eine etwas größere Version dieses Geräts in ihrer Praxis, in manchen Kliniken gibt es sie auf der Entbindungsstation.

Dieses Gerät ist bei einer aktiven Geburt sehr nützlich, denn der Schallkopf wird, ähnlich wie ein Stethoskop, an den Bauch der Mutter gehalten, und sie kann ganz nach Belieben weiterhin stehen, knien oder sich aufsetzen. Das ist zwar keine kontinuierliche Ableitung der Herztöne, doch Sie als Geburtsbegleiter können die Anwendung dieses Geräts sehr schnell lernen und dann regelmäßig die Herztöne des Babys abhören. In einer Londoner Klinik wird das sehr unterstützt, und es erscheint logisch, daß Sie als jemand, der größtes Interesse am Wohlergehen des Babys hat, ganz besonders sorgfältig sind. Wenn es dem Baby schlecht geht, werden die Herztöne unregelmäßig oder langsamer, und das ist sehr auffällig. Diese Art der Herztonüberwachung ist für die Frau mit keinerlei Unannehmlichkeiten verbunden. Auch für die Geburtshelfer ist die Anwendung einfach, und bisher gibt es keinerlei Hinweise darauf, daß das schädlich für das Baby sein könnte, wenn auch die Langzeitwirkung noch nicht erforscht ist und manche Frauen ihr Baby lieber keinem Ultraschall aussetzen möchten.

Elektronische Herztonüberwachung

Ursprünglich sind diese Geräte für die geringe Prozentzahl problematischer Geburten entwickelt worden, bei denen das Baby im Mutterleib als gefährdet galt. In den vergangenen Jahren haben sie immer weitere Verbreitung gefunden, und in vielen Kliniken werden sie routinemäßig bei allen Frauen während der Geburt eingesetzt. Es gibt zwei verschiedene Ausführungen.

1 Befestigung mit einem Gürtel (externe Ableitung)

Die Frau soll hierbei halb liegen, und es werden zwei Metallscheiben, ähnlich wie bei einem Stethoskop, auf ihrem Bauch befestigt. Mit der unteren werden die Herztöne des Babys aufgezeichnet, die obere enthält einen Druckmesser, mit dem der Druck der Gebärmutter während einer Wehe registriert wird. Beide werden mit zwei Gürteln am Bauch der Frau befestigt; sie sind an ein Aufzeichnungsgerät angeschlossen. Das ist ein rechteckiger Apparat, der am Bett der Frau steht. Die erhaltenen Werte werden kontinuierlich als Kurvendiagramm (CTG, Cardiotokogramm) mitgeschrieben, ähnlich wie der Ausdruck bei der Gehirnstrommessung (EEG), und können sofort abgelesen werden. Mit dem Aufzeichnungsgerät kann die Lautstärke der übertragenen Herztöne verstärkt werden. Die Herztöne werden auch als Lichtsignale sichtbar gemacht, doch läßt sich das gewöhnlich auch ausschalten.

2 Die Kopfschwartenelektrode (interne Ableitung)

Hierbei wird durch den Muttermund hindurch, der ein bis zwei Zentimeter eröffnet sein sollte, eine Elektrode an der Kopfhaut des Babys befestigt. Zu diesem Zweck muß die Fruchtblase, von der das Baby umgeben ist, gesprengt werden (siehe S. 131). Die Elektrode ist über einen Katheter mit dem Überwachungsgerät verbunden. Ein weiterer Katheter, der mit der Gebärmutter verbunden ist, zeichnet den Wehendruck auf, oder es wird eine äußere Ableitung mit Gürtel verwendet. Diese Art der Ableitung gilt als genauer als die äußere Ableitung.

Eine elektronische Überwachung ist für Risikogeburten wichtig, bei denen Eingriffe nötig werden. Wenn die Geburt eingeleitet wird, ist es wichtig, die Wehen zu überwachen, denn es kann für das Baby sehr gefährlich sein, wenn sie zu stark sind. Bei einer normalen Geburt kann diese Form der Ableitung jedoch mehr Probleme schaffen als verhindern.
Der größte Nachteil besteht darin, daß die Frau durch den Wehenschreiber zum Liegen verurteilt und in ihrer Bewegungsfreiheit eingeschränkt ist. In dieser Position sind die Wehen weniger wirksam. Sie sind schmerzhafter,

und der Streß ist für die Frau größer. Ihr Kreislauf verlangsamt sich in Folge des größeren Drucks auf die Hauptblutgefäße, die Aorta und die Vena cava inferior, die an der Innenseite der Wirbelsäule verlaufen. Dadurch sind die Blutversorgung der Gebärmutter und der Rückfluß eingeschränkt. Wie schon erwähnt, wird durch diese Haltung ein schlechter Zustand des Babys im Mutterleib erst *herbeigeführt*. Aus diesem Grund erscheint es paradox, die Mutter in die Rückenlage zu zwingen, um einen Apparat einzusetzen, der die geringsten Anzeichen eines schlechten Zustands des Babys feststellen kann. Das künstliche Sprengen der Fruchtblase, um die Elektrode am Kopf des Babys anzubringen, bedeutet außerdem ein erhöhtes Risiko für das Baby.

Viele Frauen empfinden den Gürtel bei der externen Ableitung als sehr störend. Ich habe mir eine Kopfschwartenelektrode an die Hand zu schrauben versucht – es tut weh! Ich kenne einen Geburtshelfer, der die Kopfschwartenelektrode nicht mehr routinemäßig verwendet, seitdem er sie auf seinem eigenen Kopf ausprobiert hat. Bei 85 Prozent aller auf diese Weise überwachten Babys kommt es anschließend an dieser Stelle zu einem Hautausschlag, manche bekommen einen Abszeß, andere tragen eine bleibende kahle Stelle davon.

Ein weiterer Nachteil besteht darin, daß Apparate manchmal nicht funktionieren. Elektronische Herzton-Wehenschreiber versagen ebenso häufig wie Waschmaschinen. Es kann zu Fehlern bei der Aufzeichnung kommen, und außerdem werden die Daten unterschiedlich interpretiert. Zweifellos stellt die Verwendung von Wehenschreibern für einige Frauen eine große Beruhigung dar, doch bei anderen wirkt sich das psychisch so aus, daß sie das Gefühl haben, über die Geburt würde außerhalb ihres Körpers Kontrolle ausgeübt. Und das wirkt unserer Absicht entgegen, der Frau dabei zu helfen, durch ihren eigenen inneren Rhythmus und ihre Intuition den Verlauf der Geburt selbst zu bestimmen.

Etwas Ähnliches lösen elektronische Herzton-Wehenschreiber bei Hebammen und Geburtshelfern aus. Menschliche Zuwendung wird von Apparaten ersetzt, und leicht wird die Hebamme zu einer Überwacherin von Maschinen, die Frau in den Wehen findet kaum Beachtung. Nach einer gewissen Zeit verlieren Hebammen, die sich auf Herzton-Wehenschreiber verlassen, das Zutrauen zu ihrer eigenen Intuition und ihren eigenen Fähigkeiten.

Überwachung durch Telemetrie

Eine neuere Entwicklung stellt die Überwachung durch Radiowellen dar. Die Frau behält dabei ihre Bewegungsfreiheit. Bei dieser Methode fühlen sich die Frauen weniger beeinträchtigt, ihre Geburt geht besser voran. Der Nachteil ist jedoch immer noch, daß die Elektrode an der Kopfschwarte des Babys befestigt wird und deshalb die Fruchtblase gesprengt werden muß.

In einer abschließenden Analyse scheint die Verwendung der elektronischen Herzton-Wehenüberwachung mit zahlreichen Schwierigkeiten verbunden zu sein. Untersuchungen haben ergeben, daß es deswegen nicht seltener zu einem schlechten Zustand des Babys kommt, sondern, bei kontinuierlicher Überwachung, sogar häufiger. Eine erfahrene Betreuungsperson, die die Herztöne und den Zustand des Babys überwacht, ist wahrscheinlich die sicherere und sehr viel angenehmere Alternative.

Geburtseinleitung

In traditionellen Gesellschaften gab es keinen »errechneten Geburtstermin«, denn die Dauer einer normalen Schwangerschaft ist von Frau zu Frau unterschiedlich. Der errechnete Termin stellt lediglich einen Durchschnittszeitpunkt dar, und irgendwann zwei oder gar drei Wochen davor oder danach bringen die Frauen ihre Babys zur Welt. Heute warten wir jedoch nur noch selten darauf, daß die Dinge ihren natürlichen Lauf nehmen. Wenn die Geburt sich verzögert oder sehr langsam beginnt, werden von den Geburtshelfern verschiedene Möglichkeiten der Geburtseinleitung vorgeschlagen. Oft wird der Frau ohne hinreichende Untersuchungen mitgeteilt, daß das Baby den Risiken einer Übertragung ausgeliefert ist, wenn sie sich den Anordnungen nicht fügt, oder daß die Plazenta das Baby nicht mehr ausreichend versorgt, oder daß das Kind zu groß wird. Das kann zwar manchmal zutreffen, doch sehr viel öfter ist das nicht der Fall, und dann befindet sich die Frau in einem nervenaufreibenden Dilemma, das sie so kurz vor der Geburt zusätzlich belastet. Selten jedoch wird sie darüber informiert, wie beträchtlich das Risiko ist, dem ihr Baby und sie selbst durch eine Einleitung der Geburt ausgesetzt sein können.

In den siebziger Jahren war die Geburtseinleitung in einigen Kliniken sehr gebräuchlich und wurde routinemäßig angewendet, so daß alle Babys während des Tages oder wegen bestimmter äußerer Gründe zu einem vorher festgelegten Zeitpunkt zur Welt kommen konnten. Nachdem jetzt immer mehr über die Gefahren der Geburtseinleitung bekannt wird, ist die Popularität dieser Maßnahme zurückgegangen, doch wird sie immer noch so häufig angewendet, daß man sich eingehend damit auseinandersetzen sollte.

Die Einstellungen von Ärzten und Kliniken sind sehr unterschiedlich. Manche empfehlen bei Überschreitung des errechneten Termins um einige Tage eine Einleitung, andere warten eine oder auch zwei Wochen. Bevor sich Ihre Partnerin für eine Klinik entscheidet, sollte sie sich erkundigen, was dort üblich ist und wie häufig Kaiserschnitte gemacht werden. Für einen geringen Prozentsatz von Frauen kann eine Einleitung eine wertvolle medizinische Hilfe darstellen. Ein guter Grund für eine Geburtseinleitung kann vorliegen, wenn die Frau Präeklampsie (siehe S. 149) oder Diabetes hat oder wenn es gute Gründe für den Verdacht gibt, daß die Plazenta nicht mehr voll funktionsfähig ist und das Baby außerhalb des Mutterleibs besser aufgehoben wäre.

Ein zu früh geborenes Baby ist jedoch einem größeren Risiko ausgesetzt als ein leicht übertragenes, und es sollten sorgfältige Untersuchungen durchgeführt werden um festzustellen, ob die medizinische Indikation für eine Einleitung ausreichend ist. Die Plazentafunktion kann durch Blut- und Urinproben der Mutter geprüft werden, an Hand derer die von der Plazenta produzierte Östrogenmenge bestimmt wird (Östrioltest). Die Größe des Babys kann durch eine Ultraschalluntersuchung festgestellt werden. Wenn die Frau nicht alle der drei folgenden Symptome hat – Anstieg des Blutdrucks, Albumin (Eiweiß) im Urin und Ödeme (meist ein Anschwellen der Hände und Füße) – und der Östrioltest negativ ist, ist es sehr unwahrscheinlich, daß nur, weil die Geburt nicht zum errechneten Termin begonnen hat, eine Einleitung notwendig ist.

Methoden der Einleitung

Künstliches Sprengen der Fruchtblase

Das ist eine übliche Methode, die Wehen zu Geburtsbeginn in Gang zu bringen oder eine langsam verlaufende Geburt zu beschleunigen.

Ein steriles, stumpfes Instrument, das an eine Häkelnadel erinnert, wird durch Scheide und Muttermund eingeführt. Dabei wird die das Baby umgebende Fruchtblase geöffnet, so daß das Fruchtwasser herausfließt. In einigen Kliniken gehört dieser Eingriff zu den üblichen Maßnahmen bei der Aufnahme.

Die intakte Fruchtblase bildet für das Baby in der Gebärmutter einen Schutz gegen Infektionen. Normalerweise platzt die Fruchtblase gegen Ende der Eröffnungsphase. Das Fruchtwasser schützt den Kopf des Kindes außerdem bei heftigen Wehen gegen den starken Druck, indem es ein Polster bildet. Wenn die Fruchtblase geplatzt ist, besteht ein größeres Infektionsrisiko für Mutter und Baby, und durch den größeren Druck gelangen weniger Blut und Sauerstoff in das Gehirn des Kindes. Zudem nimmt die natürliche Verformung der Schädelknochen zu, und das Risiko einer Verschiebung der Schädelknochen ist doppelt so hoch. Dadurch kann des Gehirn des Babys geschädigt werden.

Bei der Mutter führt das Sprengen der Fruchtblase zu stärkeren Wehen, und oft kommt sie mit diesen äußerst intensiven Wehen nur sehr schwer zurecht. Wenn die Fruchtblase gesprengt wird, bevor die Geburtswehen gut in Gang gekommen sind, kann der gewünschte Erfolg ausbleiben. Die Folge kann ein Kaiserschnitt sein, da viele Ärzte bei geöffneter Fruchtblase wegen des Infektionsrisikos nicht länger als 24 Stunden auf die Geburt des Babys warten.

Prostaglandine

Das sind synthetische Hormone, die in ihrer natürlichen Form in der männlichen Samenflüssigkeit enthalten sind und den Muttermund erweichen, damit die Spermien in die Gebärmutter vordringen können. Gewöhnlich werden sie in Form eines Zäpfchens in die Scheide eingeführt oder als

Creme auf den Muttermund gegeben. Wenn die Geburt kurz bevorsteht, können Prostaglandine die Wehen auslösen. Wenn es noch nicht soweit ist, bewirken sie wahrscheinlich nichts, und dann werden wirkungsvollere Maßnahmen getroffen.

Gewöhnlich werden Prostaglandine am Abend gegeben, in der Hoffnung, daß dann am nächsten Morgen die Wehen in Gang gekommen sind. Falls sie wirken, haben sie den Vorteil, daß dann kein Sprengen der Fruchtblase und kein Wehentropf nötig sind, so daß die Fruchtblase intakt bleibt und sich eine aktive Geburt anschließen kann.

Oxytozintropf (Syntozinon)

Am Ende der Schwangerschaft bildet die Hirnanhangdrüse der Frau das Hormon Oxytozin, das die Wehen auslöst und diese während der ganzen Geburt reguliert. Wissenschaftlern ist es gelungen, dieses Hormon synthetisch herzustellen; es läuft unter den Bezeichnungen Oxytozin oder Syntozinon. Über einen intravenösen Wehentropf, der meistens am Arm der Frau gelegt wird, gelangt es in deren Kreislauf. Die Frau wird aufgefordert, sich in eine halb liegende Haltung zu begeben, dann wird ein Katheter in ihre Vene eingeführt, der mit einem Kunststoffbehälter, der die Hormonlösung enthält, an einem Ständer neben ihrem Bett verbunden ist. In regelmäßigen Abständen gelangt die Hormonlösung tropfenweise in den Kreislauf. Meistens setzt die Wirkung sofort ein, und da dieser künstliche Oxytozinspiegel dann sehr viel höher ist als der natürliche Hormonspiegel im Körper, sind die Wehen länger, stärker und folgen dichter aufeinander.

Sobald die Geburt künstlich eingeleitet worden ist, wird wahrscheinlich auch ein Herzton-Wehenschreiber eingesetzt, und ab dann unterliegt die Geburt der medizinischen Kontrolle. Wenn die Frau nur noch liegen darf, kommt es zu den vorher schon beschriebenen Nachteilen beim Geburtsfortgang.

Eine eingeleitete Geburt ist heftiger, die Schmerzen sind meistens schwerer zu ertragen, so daß die Frau eher um Schmerzmittel oder eine Periduralanästhesie bittet. Manche Frauen kommen aber auch ohne aus, vor allem, wenn sie knien oder sitzen können, anstatt die ganze Zeit zu liegen.

Wenn sich die Gebärmutter auf normale Weise zusammenzieht, werden die Muskeln hart, und während einer Wehe bekommt das Baby weniger Sauerstoff, da der Blutfluß behindert ist. In der Wehenpause steigt der Sauerstoffgehalt wieder. Wenn die Geburt eingeleitet wird, besteht wegen der Heftigkeit und Häufigkeit der Wehen ein größeres Risiko eines Sauerstoffmangels für das Baby (Hypoxie).

Durch den zusätzlichen Druck auf den Kopf des Kindes, vor allem, wenn die Fruchtblase gesprengt wurde, erhöht sich das Risiko einer Kopfverformung und des Einklemmens der Nabelschnur. Untersuchungen haben außerdem ergeben, daß das Säure-Basen-Gleichgewicht im Blut der Mutter auch beim Baby sich durch die Geburtseinleitung verändert. Gehirnschädigungen könnten damit in Zusammenhang stehen.

Kinder, die aufgrund einer Einleitung zu früh auf die Welt kommen, sind einem größeren Risiko ausgesetzt und leiden häufiger unter Gelbsucht. Es sollte unbedingt darauf geachtet werden, daß das Baby sich nach der Geburt von den Auswirkungen der Geburtseinleitung erholen muß. Bei der Geburt nehmen viele Organe des Kindes ihre lebenswichtigen Funktionen erst auf, und dann ist es eine schwierige Aufgabe, auch noch mit diesen Nachteilen fertigzuwerden, besonders wenn das Baby zu früh auf die Welt gekommen ist!

Oxytozininjektion (Syntocinon oder Ergometrin)

Das ist eine intramuskuläre Spritze in den Oberschenkel der Mutter, wenn die vordere Schulter des Babys geboren wird. Sie wird häufig ohne Zustimmung oder Wissen der Frau gegeben, um die Nachgeburtsphase einzuleiten. Viele Ärzte und Kliniken bestehen darauf, diese Praxis beizubehalten, selbst in solchen Kliniken, in denen die aktive Geburt allgemein anerkannt wird.

Normalerweise wird unmittelbar nach der Geburt durch den Kontakt zwischen Mutter und Baby die Ausschüttung von natürlichem Oxytozin angeregt, das eine starke Gebärmuttertätigkeit auslöst. Dazu kommt es 10 bis 30 Minuten nach der Geburt. Die erneuten Wehen bewirken, daß sich die Plazenta von der Gebärmutterwand lösen kann und geboren wird.

Nach einer Oxytozinspritze löst sich die Plazenta innerhalb von Minuten. Dabei besteht die Gefahr, daß sich die Gebärmutter sehr stark zusammenzieht und dann die Plazenta fest umschließt. Deshalb klemmen die Geburtshelfer die Nabelschnur lieber ab und durchtrennen sie, um dann die Plazenta sofort herauszuziehen, anstatt zu warten, daß sie von der Gebärmutter ausgestoßen wird. Diese Praxis erhöht das Risiko, daß sich die Plazenta nicht löst und es zu Nachgeburtsblutungen kommt, obwohl als Grund für diese Vorgehensweise angeführt wird, daß Blutungen dadurch verhindert werden.

Bei einer aktiven Geburt sind Nachgeburtsblutungen seltener. Wenn die Frau ihr Baby spontan, ohne Eingriffe zur Welt gebracht hat, besteht kein Grund, weshalb ihr Körper nicht die nötigen Hormone ausschütten sollte, damit sich die Plazenta auf natürliche Weise löst und geboren wird. Durch die Hocke wird die Plazentalösung bestmöglich unterstützt. Eine Beschleunigung der Austreibungsphase stellt den normalen physiologischen Ablauf völlig auf den Kopf, und das kann sich störend auf den ersten Mutter-Kind-Kontakt auswirken.

In dem seltenen Fall, in dem es zu heftigen Nachgeburtsblutungen kommt, kann die Spritze auch jetzt noch rechtzeitig gegeben werden, denn sie wirkt innerhalb von 30 Sekunden.

Wehenverstärkende Mittel

Wenn die Geburt langsam vorangeht, wird in den Kliniken sehr schnell die Fruchtblase gesprengt, damit die Wehen stärker werden, oder aber die Frau wird an einen Oxytozintropf gehängt. Meine Erfahrung ist, daß viel Geduld, Umhergehen, ein Bad oder homöopathische Mittel in einer solchen Situation sehr gut wirken.

Dammschnitt

Bei einem Dammschnitt wird etwa zwei Zentimeter tief seitlich ins Scheidengewebe eingeschnitten, um die Öffnung zu vergrößern. Meistens wird dabei eine Schere im Winkel oder in gerader Linie am Dammgewebe (das ist das Gewebe zwischen Scheide und After) angesetzt. Dieser Eingriff wird noch immer sehr häufig routinemäßig vorgenommen, besonders beim ersten Kind. In manchen Kliniken bekommen alle Frauen einen Dammschnitt. In Großbritannien beträgt die Dammschnittrate zwischen 30 und 90 Prozent.

Meist wird der Schnitt beim »Durchtreten« des Kopfes in der Austreibungsphase gemacht. Häufig bekommt die Frau eine örtliche Betäubung, damit sie keine Schmerzen durch den Schnitt und beim Nähen nach der Geburt spürt. Das Nähen kann eine Stunde und länger dauern. Genäht wird mit einer gebogenen Nadel, die örtliche Betäubung wird bei Bedarf nachgespritzt.

Im Grunde brauchen nur sehr wenige Frauen einen Dammschnitt, wahrscheinlich weniger als vier Prozent. Das ist der einzige gynäkologische Eingriff, der vorgenommen wird, ohne vorher die ausdrückliche Einwilligung der Frau einzuholen.

Während der Schwangerschaft wird das weiche Dammgewebe »geburtsreif« und kann sich so sehr dehnen, daß der Kopf des Babys bei der Geburt hindurchgleiten kann. Meist wird als Grund für einen routinemäßigen Dammschnitt angegeben, daß dadurch ein Riß verhindert wird, doch heilt ein natürlicher Riß viel leichter. Bei vielen Frauen kommt es überhaupt nicht zu einem Riß, doch wenn das Dammgewebe reißt – und das ist ein natürliches Geburtsrisiko –, dann geht das nicht so tief wie ein Schnitt, bei dem Muskeln, Nervengewebe und Haut durchtrennt werden.

Damit ein Dammschnitt ausgeführt werden kann, muß die Frau sich hinlegen, wobei ihre Beine oft in Beinhaltern hochgelagert werden. Dadurch können der Frau die letzten Momente der Geburt völlig verdorben werden. Wenn sie steht, hockt oder kniet, sind Becken und Damm geöffnet und entspannt, und es besteht keine Notwendigkeit für einen Eingriff, damit das Baby geboren werden kann. Ein Dammschnitt hat seine Berechtigung nur als Notfallmaßnahme, wenn für das Baby ein Risiko besteht und es schnell auf die Welt kommen muß. Bevor Ihre Partnerin sich für eine Klinik entschließt, sollte sie in Erfahrung bringen, wie dort die Einstellung zu Dammschnitten ist. Wenn sie die Wahl hat, einen Dammschnitt abzulehnen, und das auch tun möchte, sollte sie das vorher in ihren Unterlagen vermerken lassen.

Medikamente bei der Geburt

Früher nahm man an, daß die Plazenta als Schranke fungiert und alle für das Baby schädlichen Stoffe ausfiltert. Doch inzwischen hat die Forschung ergeben, das alles, was die Mutter aufnimmt, über die Plazenta aus ihrem Blutkreislauf in den des Kindes übergeht. Auch die in der Geburtshilfe verwendeten Schmerzmittel passieren die Plazenta und wirken sich auf das Baby im Mutterleib aus.

Bei einer aktiven Geburt besteht ein viel geringeres Bedürfnis nach Schmerzmitteln. Allerdings finden diese Medikamente so breite Anwendung, daß Sie einiges Wissen über deren Vor- und Nachteile haben sollten. Vor ihrer Entscheidung für eine Klinik kann Ihre Partnerin in Erfahrung bringen, welche Methoden der Schmerzlinderung angeboten werden, auch wenn sie aller Wahrscheinlichkeit nach nicht daran denkt, Schmerzmittel zu nehmen.

Wichtig ist, daß die Frau der Verabreichung von Medikamenten bei der Geburt *zustimmt*. Sie können ihr eine Hilfe sein, wenn Sie sich über das Thema informiert haben und ihr zur Seite stehen, falls das Bedürfnis oder die Notwendigkeit besteht, sich für irgendeine Art der Schmerzlinderung zu entscheiden. Die folgenden Medikamente werden am häufigsten verwendet.

Dolantin

Dolantin ist ein Narkotikum, das als Analgetikum (Schmerzmittel) eingesetzt wird. Meist wird es intramuskulär gespritzt und wirkt innerhalb von 10 bis 20 Minuten. In einigen Kliniken wird es allen Frauen während der Geburt routinemäßig angeboten. Als Dolantin erstmals zur Anwendung kam, wurde es in einer Dosis von 25 Milligramm verabreicht. Diese Menge ist im Lauf der Jahre erhöht worden, so daß heute häufig zwischen 100 und 150 Milligramm gegeben werden. Da zu den Nebenwirkungen Übelkeit gehört, wird es häufig mit einem Anti-Emetikum kombiniert, das Benommenheit auslöst. In der Praxis hat sich gezeigt, daß Dolantin zum Entspannen der Muskulatur wirksamer ist als in seiner Eigenschaft als Schmerzmittel, manchmal hilft es bei der Entspannung des Muttermundes.

Manche Frauen werden nach der Verabreichung von Dolantin sehr schläfrig und kommen schwer mit den Wehen zurecht, vor allem, wenn es zu einem späten Zeitpunkt der Geburt gegeben wird. Dolantin geht in der gegebenen Dosis auf das Baby über. Heutzutage ist bekannt, daß sich große Mengen Dolantin dämpfend auf den Atemreflex des Neugeborenen auswirken, so daß bei der Geburt möglicherweise Sauerstoff und eine Wiederbelebung erforderlich werden. Es kann auch sein, daß das Baby dann als Gegenmittel ein aufmunterndes Medikament bekommt. Auch der Saugreflex des Kindes kann durch Dolantin beeinträchtigt werden. Das kann einige Wochen nach der Geburt andauern und zu Stillschwierigkeiten führen. Der frühe Mutter-Kind-Kontakt ist dadurch beeinträchtigt. Die Nebenwirkungen von Dolantin sind so ausgeprägt, daß viele Kinderärzte von der Verwendung abraten. Manche Frauen berichten, daß es ihnen geholfen hat, doch diese haben meist eine geringe Dosis von nicht mehr als 50 Milligramm bekommen, bevor der Muttermund sieben Zentimeter eröffnet war.

Bei den meisten Frauen wirkt Dolantin so, daß sie weniger Einfluß auf das Geburtsgeschehen haben. Bei getrübter Wahrnehmung können sie sich nicht mehr so aktiv beteiligen. Das führt zu einer größeren Abhängigkeit von den Geburtshelfern, die Notwendigkeit von Eingriffen nimmt zu.

Lachgas

Es handelt sich dabei um ein Gemisch aus 70 Prozent einer Stickstoff-Sauerstoffverbindung und 30 Prozent Sauerstoff und wirkt ähnlich dem Stickstoffoxydul, das von Zahnärzten verwendet wird. Die Vorrichtung mit dem Gasbehälter steht neben dem Bett der Frau, und sie kann sich die Maske je nach Bedarf vor das Gesicht halten.

Der Vorteil von Lachgas ist, daß die nötige Menge eingeatmet werden und dann die Maske abgenommen werden kann. Frauen, denen es geholfen hat, berichten, daß die Wirkung darin besteht, über den Dingen zu schweben. Wenn es in der Eröffnungsphase in großen Mengen oder dauernd eingeatmet wird, kann es die sehr unangenehme Wirkung haben, daß die Mutter schläfrig wird und keinen Einfluß mehr auf die Vorgänge hat. Am wirksamsten ist es wohl am Ende der Eröffnungsphase, damit die Frau mit den allerschwierigsten Wehen kurz vor der vollständigen Eröffnung des Muttermundes besser zurechtkommt.

Anwendung:

Die Frau legt die Maske über die Nase, sobald sie die Wehe kommen spürt, atmet dann zwei- oder dreimal tief ein und aus und legt die Maske vor dem Höhepunkt der Wehe beiseite. Das bewirkt innerhalb von wenigen Sekunden eine leichte Schmerzlinderung, die etwa eine Minute lang andauert. Die Wirkung steigert sich nicht. Das Gas wirkt sich natürlich auch auf das Baby in der Gebärmutter aus, doch wenn es nach der Geburt selbständig zu atmen beginnt, wird es ausgeschieden.

Trilen

Dieses Gasgemisch, Trichloräthylen, hat Ähnlichkeit mit dem Lachgas, die Wirkung steigert sich jedoch bei Mutter und Kind und besteht in Schläfrigkeit und einem alptraumartigen Betäubungsgefühl, wenn es in großen Mengen eingeatmet wird. Die Wirkung dauert etwa 20 Minuten lang an.

Periduralanästhesie (PDA)

Bei dieser örtlichen Betäubung wird ein Anästhetikum, wie es auch beim Zahnarzt verwendet wird, in den die Wirbelsäule umgebenden Epiduralraum gespritzt. Es dauert etwa eine halbe Stunde, diese Betäubung zu setzen.

Die Frau wird aufgefordert, sich auf der linken Seite zusammenzurollen oder sich im Sitzen vorzubeugen. Es wird ein Lokalanästhetikum in die Haut um den Lumbalbereich injiziert, damit sie weniger spürt. Anschließend wird das Betäubungsmittel zwischen zwei Wirbeln in den Epiduralraum gespritzt. Die Nadel wird wieder entfernt, es bleibt ein kleiner Kunststoffkatheter in der Einstichstelle, um die Anästhesie auffrischen zu können. Er wird mit Heftpflastern am Rücken der Frau fixiert und führt zu einem kleinen Behältnis, das an ihrer Schulter befestigt wird und von wo aus das Betäubungsmittel nachgespritzt werden kann, so daß nicht ein zweites Mal eingestochen werden muß.

Wenn die Periduralanästhesie wirkt, verliert die Frau jede Empfindung, sowohl angenehme als auch schmerzhafte. Von der Taille abwärts kommt es zu einer völligen Schmerzunempfindlichkeit. Unter Periduralanästhesie kann auch ein Kaiserschnitt ausgeführt werden, der Vorteil besteht darin, daß die Frau bei vollem Bewußtsein ist (siehe S. 161).

Wenn die Frau eine PDA bekommen hat, kann sie sich nicht mehr frei bewegen und wird wahrscheinlich an ein CTG (siehe S. 127) angeschlossen. Hin und wieder erreicht die PDA nur eine teilweise Schmerzbetäubung, oder aber nur eine Körperseite wird unempfindlich.

Durch eine PDA verringert sich die Muskeltätigkeit der Gebärmutter, die Wehen werden schwächer, so daß eine um 20 Prozent größere Wahrscheinlichkeit einer Zangengeburt besteht. Auch die Blase ist betroffen, so daß sie während der Geburt mittels eines Katheters entleert werden muß.

Des weiteren sinkt bei einer PDA der Blutdruck der Frau, was von Vorteil sein kann, wenn er ungewöhnlich hoch war, doch normalerweise wird der Frau durch einen plötzlichen Blutdruckabfall schwindlig, und sie kann ohnmächtig werden. Die PDA wirkt sich damit auch auf das Baby aus, denn seine Versorgung mit Nährstoffen und Sauerstoff über die Gebärmutter und die Plazenta wird verringert (siehe S. 156). Wenn versehentlich die Dura, die Haut, von der die Wirbelsäule umgeben ist, verletzt oder punktiert wird, kommt es zu einer totalen Spinalanästhesie, die intensiver ist und heftige, noch mehrere Tage nach der Geburt andauernde Kopfschmerzen auslösen kann.

Die Wirkung einer PDA auf das Baby bedarf noch einer ausführlicheren wissenschaftlichen Untersuchung. Das Mittel geht innerhalb von Minuten auf das Kind über, doch sind Atem- und Saugreflex nicht davon betroffen, wie das zum Beispiel bei Dolantin der Fall ist. Doris Haire, eine renommierte amerikanische Expertin für Medikamente, ist aufgrund eigener Untersuchungen und vorliegender Forschungsergebnisse zu der Überzeugung gelangt, daß eine PDA die Ursache für den großen Anstieg neurologischer Störungen bei Kindern in den USA sein kann, da das Anästhetikum in das Gehirn und die Nervenzellen des Babys gelangt, die sich zum Zeitpunkt der Geburt und mehrere Monate danach intensiv entwickeln.[3]

139

Wegen der damit verbundenen Risiken ist von einer routinemäßigen Anwendung der PDA bei einer normalen Geburt abzuraten. In Situationen jedoch, in denen eine völlige Schmerzbetäubung oder ein Kaiserschnitt nötig sind oder wenn die Eröffnungsphase übermäßig lange dauert und schwierig ist, kann eine PDA sehr hilfreich sein. Wichtig ist, daß die Frau vaginal untersucht wird und die Eröffnung des Muttermundes vor einer PDA überprüft wird. Wenn die PDA zu spät verabreicht wird, ist die Mutter nicht in der Lage, das Baby ohne fremde Hilfe hinauszuschieben. Wenn die Anästesistin verständigt wird, kann diese die PDA zwischen vier bis sieben Zentimeter Eröffnung legen und die Menge so gering wie möglich dosieren, so daß die Frau die Wehen noch wahrnehmen kann und dann in der Lage ist, in der Austreibungsphase selbst mitzuschieben.

Vollnarkose

Sie kommt bei einem Kaiserschnitt zur Anwendung. In den seltenen Fällen, in denen das Baby bei der Geburt in einen schlechten Zustand gerät und so schnell wie möglich geboren werden muß, wird meistens eine Vollnarkose gegeben, die innerhalb von Sekunden zu Bewußtlosigkeit führt. Dann wird die Vollnarkose durch Gas aufrechterhalten, bis das Baby geboren ist, und die Frau kommt etwa innerhalb von einer halben Stunde wieder zu Bewußtsein.

Hausgeburt

Die idealen Bedingungen für eine aktive Geburt sind in vielerlei Hinsicht bei einer Hausgeburt gegeben. Die Mutter ist in ihrer eigenen Wohnung und kann sich dort ganz selbstverständlich bewegen, von einem Raum in den anderen gehen, die Haltung verändern, sich in der Dusche oder im Bad entspannen, Musik hören, alles tun, wonach ihr zumute ist. Sie ist hier die einzige, die ein Kind zur Welt bringt, wogegen sie auf der Entbindungsstation eine von vielen Patientinnen ist. Das ist ihr Tag, und alle Anwesenden widmen ihr ihre ganze Zeit und Aufmerksamkeit. Sie hat selbst Einfluß darauf, wie die Geburt verlaufen soll, sie kann sich die Menschen aussuchen, die bei ihr sein, ihr helfen und sie unterstützen sollen. Wenn sie sich auf eine natürliche Geburt eingestellt hat, dann lassen sich außerhalb der Klinik in schwachen Momenten Medikamente und Eingriffe besser vermeiden.

Vielleicht ist ihr betreuender Arzt der beste Ratgeber, das hängt von seiner Einstellung zu einer Hausgeburt ab. Es gibt keinen Grund, weshalb eine gesunde Frau, deren Schwangerschaft normal verläuft, ihr Kind nicht zu Hause bekommen sollte, ganz gleich, ob es ihr erstes oder ihr fünftes ist. Wenn eine Frau über 30 ist, so ist das kein Grund, das Baby in einer Klinik zur Welt zu bringen.

Ein Kind zu bekommen ist für viele Frauen eine extreme psychische und sexuelle Erfahrung. In ihrer eigenen Umgebung, mit den vertrauten Dingen um sich herum, kann sie viel leichter ihren eigenen Intuitionen und ihren instinktiven Regungen folgen, alle Hemmungen verlieren und sich den starken Kräften und Gefühlen überlassen, mit denen diese umfassendste Erfahrung in ihrem Leben verbunden ist. Immer, wenn ich bei einer Hausgeburt dabei sein durfte, ist mir aufgefallen, wie erfinderisch Frauen und ihre Partner in ihrer vertrauten Umgebung sein können. Viele Frauen entdecken ihren eigenen »Geburtstanz« (siehe S. 90) oder erfinden ein Lied oder einen Laut, der ihnen hilft. In einer sterilen Klinikatmosphäre, unter lauter fremden Leuten würde ihnen das sicherlich schwerfallen.

Auch viele Väter fühlen sich daheim viel wohler und sind gelassener, so daß sie leichter auf die Bedürfnisse ihrer Partnerin eingehen können. Bei einer aktiven Geburt ist es für den Vater leichter, sich an der Eröffnungsphase und der Geburt zu beteiligen, und das Paar kann das Baby gemeinsam auf die Welt bringen. Manche Väter möchten das Kind in Empfang nehmen, wenn es auf die Welt kommt, viele lassen es sich nicht nehmen, selbst die Nabelschnur zu durchtrennen. Bei einer Hausgeburt kann das Baby gleich nach der Geburt gebadet werden. Für viele Paare ist die Geburt ihres Kindes Bestandteil ihrer sexuellen Liebe, das Ergebnis der Leidenschaft, durch die ihr Baby entstanden ist. Nicht selten haben sie während der gesamten Eröffnungsphase engen zärtlichen Kontakt miteinander, und es ist wichtig, daß ihre Intimsphäre nicht gestört wird, damit sie solchen Gefühlen ungehindert Ausdruck verleihen können.

Bei einer Hausgeburt läßt sich eine kontinuierliche Betreuung sehr viel leichter verwirklichen, und es bieten sich zahlreiche Gelegenheiten, wichtige Themen vorher mit der Hebamme oder dem Arzt zu besprechen, die dabei auch Zeit finden, sowohl die Frau als auch den Mann und die übrige Familie kennenzulernen und dann leichter helfen können, wenn es soweit ist.

Eine Hausgeburt ist in das Familienleben eingebunden. Besonders vorteilhaft ist das, wenn es größere Geschwister gibt. Sie können bei der Geburt dabei sein und sind nicht längere Zeit von einem Elternteil oder gar von beiden getrennt.

Die Entstehung einer Familie oder die Geburt eines weiteren Neuankömmlings bringt emotionale Veränderungen und Entwicklungen mit sich, von denen alle Familienmitglieder betroffen sind. Bei einer Hausgeburt laufen die Ereignisse in ganz natürlicher Folge ab, der normale Lebensfluß wird nicht unterbrochen, was es allen Beteiligten leichter macht, die neue Situation zu akzeptieren und sich auf sie einzustellen. Vor allem in den ersten Stunden und Tagen nach der Geburt ist eine Hausgeburt etwas ganz Besonderes. Das Paar oder die Familie kann mit dem Neugeborenen zusammenbleiben, zusammen mit ihm schlafen, baden usw., wie es ihnen gefällt und sich auf ihre Weise ganz langsam kennenlernen. Die Mutter braucht in dieser Zeit, die für sie ganz besonders wichtig ist, nicht ohne ihre Familie auszukommen.

Die Geburt eines Babys schafft in einem Zuhause einen wunderbaren Zustand ganz neuer Energien. Es ist eine Zeit des Feierns und oft auch der Euphorie, und ein beseligendes, einzigartiges Gefühl des Friedens kehrt ins Haus ein, das noch wochenlang nach der Geburt andauern kann. In der Klinik verliert sich dieses Gefühl oft schnell oder geht in der Klinikroutine und dem Betrieb unter. Eine Hausgeburt hat also viele Vorteile. Eine gute Vorsorge ist jedoch wichtig, damit Sie gut vorbereitet sind und sicher sein können, daß das für Sie beide die richtige Entscheidung ist.

Die Frage der Sicherheit

Es gibt keine Möglichkeit, dafür zu sorgen, daß eine Geburt völlig risikofrei verläuft. Statistiken und Forschungsergebnisse zeigen, daß Hausgeburten ebenso sicher wenn nicht sicherer als Klinikgeburten sind. Holland hat die niedrigste perinatale Säuglingssterblichkeitsrate in Europa, obwohl die Mehrzahl der Frauen ihr Kind zu Hause zur Welt bringt. Die überwiegende Mehrheit der Baby kommt sicher zur Welt. Die Gefühle und Instinkte der Mutter selbst sind jedoch maßgebend, und es folgen einige gute Gründe, zur Geburt in die Klinik zu gehen.

Eine frühere komplizierte Geburt

Wenn die Ursachen für Komplikationen bei einer früheren Geburt sehr wahrscheinlich auch bei dieser Geburt auftreten können, also die Frau zum Beispiel ein sehr enges Becken hat oder es zu einem Kaiserschnitt kam.

Vorliegende Plazenta

Wenn sich die Plazenta im unteren Teil der Gebärmutter befindet und den Muttermund verdeckt, besteht die Gefahr, daß sie sich ablöst, bevor das Baby geboren ist. Deshalb ist meist ein Kaiserschnitt nötig.

Frühgeburt

Wenn das Baby mehr als drei Wochen zu früh geboren wird, ist es möglicherweise sehr klein und muß in den Inkubator zur Intensivversorgung.

Präeklampsie

Dazu kommt es bei etwa fünf Prozent aller Frauen in der Spätschwangerschaft, wobei der Prozentsatz noch sinkt, wenn während der Schwangerschaft auf gute Vorbereitung, Ernährung und körperliche Bewegung geachtet wurde.

Die ersten Anzeichen sind erhöhter Blutdruck und Wasseransammlungen. Wenn diese Symptome gemeinsam auftreten, hat die Frau eine leichte Präeklampsie. Durch eine Behandlung kann sich das bessern. Dauert der Zustand jedoch an, tritt wahrscheinlich noch ein weiteres Symptom – Eiweiß im Urin – auf. Wenn alle drei Symptome vorhanden sind, hat die Frau eine Präeklampsie. Auch wenn sie sich trotzdem wohlfühlt, besteht die Gefahr, daß das Baby von der Plazenta nicht mehr ausreichend versorgt wird und es möglicherweise zu einer Frühgeburt kommt.

Der allgemeine Gesundheitszustand der Frau

Wenn die Frau extrem übergewichtig oder untergewichtig ist, Anämie hat, sich in einem schlechten gesundheitlichen Zustand befindet, Diabetes oder ständig erhöhten Blutdruck hat. (Ein leichter Anstieg des Blutdrucks gegen Ende der Schwangerschaft ist völlig normal und macht keine Klinikgeburt erforderlich, muß jedoch sorgfältig beobachtet werden.)

Blutungen

Wenn die Frau bei früheren Geburten Blutungen hatte.

Rhesus-Faktor negativ

Wenn die Frau Rhesus-negativ ist, ist eine Hausgeburt unbedenklich, falls der Antikörper-Suchtest nicht positiv ausgefallen ist.

Steißlage/Zwillinge

Wenn sich das Baby in der Steißlage befindet oder wenn es Zwillinge sind, hängt der erfolgreiche Ausgang der Geburt sehr stark vom Geschick und der Erfahrung der Geburtshelfer ab.

Manchmal erweist sich die Verwirklichung einer Hausgeburt als sehr schwierig. In diesem Fall hilft Ihnen vielleicht eine der ab S. 186 aufgeführten Adressen weiter.

Der Partner in der Klinik

Heute gilt es meist als selbstverständlich, daß entweder der Vater des Babys oder eine andere Begleitperson bei der Geburt dabei ist. In manchen Kliniken kann eine Frau mehr als nur eine Person mitbringen, zum Beispiel ihren Mann und eine Freundin, ihre Geburtsvorbereiterin oder ein anderes Familienmitglied. Manche Kliniken haben Geburtszimmer für Familien eingeführt, in denen sogar größere Geschwister anwesend sein können, doch solche Einrichtungen sind noch sehr selten.

Bringen Sie rechtzeitig in Erfahrung, wie die Klinik hierzu eingestellt ist, und lassen Sie sich am besten schriftlich bestätigen, daß Sie dabei sein werden. Sorgen Sie dafür, daß diese Bestätigung an Ihre Karteikarte geheftet wird, damit es nicht in letzter Minute zu einer Enttäuschung kommt.

Auf einer voll belegten Entbindungsstation hat das Personal meistens wenig Zeit, sich um den Partner zu kümmern, so daß Sie wahrscheinlich nichts zu essen bekommen, auch wenn Sie Stunden dort verbringen. Bringen Sie sich genügend zu essen und alles, was Sie sonst noch brauchen, mit, weil Sie Ihre Partnerin wahrscheinlich nicht für längere Zeit allein lassen wollen. Oft gibt es einen Aufenthaltsraum mit bequemen Sesseln, einem Tee- oder Kaffeeautomaten und einem öffentlichen Telefon.

Je nachdem, was die Klinik Ihnen zur Verfügung stellt, hier ein paar Dinge, die Sie mitnehmen können und die Ihnen dann bei der Geburt gute Dienste leisten.

☐ Ein großes sauberes Sitzkissen oder ein Sitzsack sind in einem herkömmlichen Kreißsaal unentbehrlich, denn die Frau braucht das zum Abstützen im Knien, und auch Sie können so etwas gut gebrauchen. Mit Hilfe eines großen Sitzkissens und vier oder fünf Kopfkissen können Sie ein Geburtsbett in ein sehr viel nützlicheres Möbelstück umwandeln.

☐ Ein Naturschwamm und zwei Waschlappen sind sehr sinnvoll, um der Frau in den Wehenpausen Erfrischung zu verschaffen.

☐ Eine Brotzeit für Sie und etwas Honig, roter Traubensaft oder Apfelsaft für Ihre Partnerin (siehe S. 85).

☐ Kleingeld zum Telefonieren und für die Getränkeautomaten.

Gebärzimmer

In vielen Kliniken sind Gebärzimmer für Paare eingerichtet worden, die sich auf eine aktive Geburt vorbereitet haben. Sie unterscheiden sich von herkömmlichen Kreißsälen dadurch, daß sie Schlafzimmercharakter haben, oft gibt es ein Podest oder ein großes Bett. In einigen Kliniken gibt es Gebärhocker und manchmal auch eine Matte am Boden.

Michel Odent hat in Pithiviers ein ideales Geburtszimmer eingerichtet. Er weist darauf hin, wie wichtig eine Atmosphäre ist, in der die Frau und ihr Partner sich völlig entspannen können. Er empfiehlt, das Zimmer abzudunkeln, damit die Frau ihren instinktiven Regungen mehr Raum läßt und jede Befangenheit verliert. An das Gebärzimmer schließt sich ein Bad mit einem runden Wasserbecken an, das an ein großes Kinderplanschbecken erinnert, in dem sich die Frau, manchmal auch ihr Partner, stundenlang aufhalten kann. Wenn die Geburt lange dauert, schmerzhaft oder schwierig ist, kann das Entspannen in warmem Wasser für die Frau die Rettung sein. Manchmal geht die Geburt dann so schnell voran, daß das Kind im Wasser zur Welt kommt.

7 Wenn das Unerwartete eintritt

Bei über 90 Prozent aller aktiven Geburten besteht eine große Wahrscheinlichkeit, daß sie völlig komplikationslos verlaufen. Jede Schwangerschaft
und Geburt ist jedoch auch ein Abenteuer, und es können unvorhergesehe-
ne Probleme auftauchen oder geburtshilfliche Eingriffe nötig werden. Das
wichtigste ist schließlich, daß Mutter und Baby gesund sind.

Wenn Sie sich auf eine aktive Geburt vorbereiten, sollten Sie auch mögli-
che unerwartete Komplikationen durchdenken, die entweder gegen Ende
der Schwangerschaft oder bei der Geburt auftreten könnten. In diesem
Kapitel sind die meisten der möglichen Probleme nacheinander aufgeführt,
was für die Leser und Leserinnen ziemlich beängstigend sein kann. Denken
Sie daran, daß, wenn überhaupt, nur ein oder zwei dieser Probleme bei Ihrer
Partnerin vorkommen können und in dem unwahrscheinlichen Fall, daß es
dazu kommt, haben Sie den Vorteil, in einer solchen Situation schon
einiges Wissen und ein allgemeines Verständnis zu haben. Selbst die
schwierigste Geburt kann zu einer bereichernden, tief bewegenden Erfahrung werden.

Komplikationen gegen Ende der Schwangerschaft

Blutungen

Es ist nicht ungewöhnlich, daß es zu leichten Blutungen, sogenannten
Schmierblutungen kommt. Das ist meistens kein Grund zur Besorgnis,
doch sollte die Hebamme oder der Arzt benachrichtigt werden.

Kurz vor der Geburt »zeichnet« es oft, wenn der Schleimpfropf abgeht, der
den Muttermund verschlossen hat. Auch das ist ganz normal. Alle Blutungen, die stärker als Schmierblutungen oder das »Zeichnen« sind, könnten

Anzeichen für ein mögliches Problem sein, und Sie sollten sofort die Hebamme, den Arzt oder die Klinik verständigen. In dem sehr unwahrscheinlichen Fall, daß Ihre Partnerin akute, übermäßige Schmerzen und/oder ständige menstruationsähnliche Blutungen hat, sollte sie sofort in die Klinik gebracht werden. Das kommt sehr selten vor und könnte mit einer vorzeitigen Plazentalösung zusammenhängen. In einem solchen Fall muß möglicherweise ein Notkaiserschnitt gemacht werden.

Ödeme (Anschwellen der Gelenke und Wasseransammlungen)

Viele Frauen haben vor allem bei heißem Wetter gegen Ende der Schwangerschaft Wasseransammlungen im Gewebe, besonders im Gesicht, an den Händen und den Füßen, die leicht geschwollen sind. Das ist relativ normal und geht nach der Geburt wieder zurück. Eine homöopathische Behandlung kann Abhilfe schaffen, ebenso eine salzarme Kost und viel Ruhe. Wenn die Schwellungen zunehmen oder plötzlich auftreten, kann das auf eine Gestose hinweisen (siehe S. 149).

Hoher Blutdruck (Hypertonie)

Häufig steigt der Blutdruck gegen Ende der Schwangerschaft an. Das kann eine Anzeichen für Präeklampsie (Schwangerschaftsgestose) sein [die heute gängige Bezeichnung für diesen Zustand ist SIH, Schwangerschaftsinduzierte Hypertonie. Anm. d. Ü.], wenn gleichzeitig andere Symptome auftreten, doch viel häufiger sind, je näher der Tag der Geburt heranrückt, Aufregung, Angst oder andere emotionale Gründe die Ursache. Wenn bei den Vorsorgeuntersuchungen sehr viel Betrieb ist, kann der Blutdruck der Frau ansteigen, vor allem, wenn sie lange warten muß. Bettruhe kann helfen, den Blutdruck zu senken, oft wirken auch homöopathische Mittel.

Präeklampsie (Schwangerschaftsgestose)

Wenn eine Frau gegen Ende der Schwangerschaft hohen Blutdruck und gleichzeitig Wasseransammlungen im Gewebe und Eiweiß im Urin hat, handelt es sich um eine Präeklampsie. Nur ein geringer Prozentsatz von Frauen ist davon betroffen, und wenn sie nur leicht ist, kann sie durch Bettruhe gelindert oder behoben werden. Manchmal werden Beruhigungsmittel verordnet, auch eine homöopathische Behandlung kann wirksam sein.

Einer Frau mit einer leichten Präeklampsie fällt es oft schwer zu akzeptieren, daß sie eine Behandlung braucht, da sie sich wahrscheinlich wohlfühlt und gut aussieht. Doch sollte dieser Zustand sorgfältig beobachtet werden. Wenn er sich verschlechtert, kann das bedeuten, daß die Plazenta nicht normal funktioniert und das Baby in Gefahr sein könnte, so daß es außerhalb des Mutterleibs sicherer wäre. Hier sind geburtshilfliche Eingriffe oft angebracht.

Die Plazentafunktion läßt sich durch Feststellung des Östrogenspiegels im Blut und/oder im Urin der Mutter überprüfen (Östrioltest). Sie können Ihrer Partnerin am besten helfen, indem Sie dazu beitragen, daß sie sich völlig entspannen und abschalten kann, weil Sie ihr alle Arbeit im Haushalt abnehmen und sie gleichzeitig aufmuntern und unterstützen.

Tiefliegende Plazenta oder Plazenta prävia

Anstatt im oberen Bereich der Gebärmutter sitzt die Plazenta in diesem Fall sehr tief. Das kommt in etwa einer von 200 Schwangerschaften vor und läßt sich bei einer Ultraschalluntersuchung erkennen. Häufig verursacht das keine Probleme, da die Plazenta in den letzten Wochen der Schwangerschaft mit der wachsenden Gebärmutter nach oben steigt und eine normale Geburt möglich ist. Manchmal jedoch ist der Muttermund teilweise oder ganz von der Plazenta bedeckt. In diesem Fall besteht die Gefahr, daß sie sich von der Gebärmutterwand löst, ehe das Baby geboren ist. Das würde die lebenswichtige Versorgung mit Nahrung und Sauerstoff unterbrechen, so daß das Baby aufgrund einer Asphyxie in Lebensgefahr geriete und deshalb durch Kaiserschnitt zur Welt kommen muß.

Vorzeitige Plazentalösung

Das ist sehr selten und bedeutet, daß sich die Plazenta völlig von der Gebärmutter gelöst hat, ehe das Baby geboren ist. Die Ursache ist oft nicht bekannt, es kommt zu Blutungen oder heftigen Schmerzen und einer Verhärtung des Bauches. Eine sofortige medizinische Beobachtung in der Klinik ist notwendig.

Lage des Babys

Wenn der Zeitpunkt der Geburt näherrückt, wird die Geburtslage des Kindes wichtig. Die meisten Babys liegen mit dem Kopf nach unten und den Füßen nach oben in der Gebärmutter, der Kopf hat sich schon einige Wochen vorher ins kleine Becken »eingestellt« (vordere Hinterhauptslage). Wenn sich der Kopf des Babys während der Geburt nicht ins Becken einstellt, kann ein Mißverhältnis zwischen kindlichem Kopf und mütterlichem Becken oder eine schwierige Lage vorliegen.

Wenn sich das Kind in einer ungewöhnlichen Lage befindet, dann führt das instinktive Wissen der Frau, welche Position sie am besten einnimmt, um ihrem Baby herauszuhelfen, oft zu verblüffenden Resultaten. Befindet sich das Kind in der hinteren Hinterhauptslage, ist Knien kombiniert mit Hokken sinnvoll. Wenn die Mutter sich in den Hüften wiegt, hilft das ihrem Baby, die Drehung durch den Geburtskanal zu vollziehen. Befindet sich das Kind in der Steißlage (siehe S. 31), empfiehlt sich die abgestützte aufrechte Hocke.

Wenn es der Mutter nicht gelingt, einen Weg zu finden, um ihr Baby zur Welt zu bringen, können Zange oder Kaiserschnitt nötig werden.

Überschreiten des Geburtstermins

Sehr oft wird der aufgrund von Durchschnittswerten errechnete Termin überschritten. Daß die Schwangerschaft zwei oder drei Wochen länger dauert, ist nichts Ungewöhnliches, vor allem bei Frauen mit langer Zyklusdauer. Viele Geburtshelfer warten zunächst einmal ab, wenn der Termin überschritten ist. Doch in einigen Kliniken wird nach sieben bis vierzehn Tagen die Geburt eingeleitet.

Wenn Ihre Partnerin zu einer Einleitung gedrängt wird, kann das mit sehr viel Streß verbunden sein. Am besten finden Sie zunächst heraus, ob das bei diesem Arzt oder in dieser Klinik die übliche Praxis ist und stellen detaillierte Fragen, warum eine Einleitung angeordnet wird. Ihre Partnerin kann eine Ultraschalluntersuchung und einen Östrioltest machen lassen, um Größe und Lage des Babys und die Plazentafunktion feststellen zu lassen. Wenn die Ergebnisse unbedenklich sind und es keine anderen medizinischen Gründe für einen sofortigen Geburtsbeginn gibt, sollte man der Natur ihren Lauf lassen.

Falls eine Einleitung empfohlen wird, muß Ihre Partnerin die mit einer Einleitung verbundenen Risiken mit den Risiken des Abwartens abwägen. Sie können sie unterstützen, indem Sie sie zu den Arzt- bzw. Krankenhausbesuchen begleiten und sie dazu ermuntern, Fragen zu stellen und die entsprechenden Untersuchungen durchführen zu lassen. Sie können Ihr außerdem helfen, sich zu entspannen und auf andere Gedanken zu kommen, indem Sie mit ihr ausgehen und es sich gutgehen lassen. Wenn die Geburt kurz bevorsteht, dann kann das Liebesspiel eine gute Möglichkeit sein, um Wehen auszulösen.

Vorzeitiger Blasensprung

Manchmal platzt die Fruchtblase vor Wehenbeginn. Das kann Stunden oder auch Tage vor Einsetzen der ersten Wehen sein. Das ist zwar recht normal und kein Zeichen dafür, daß irgend etwas nicht in Ordnung ist, doch bildet die intakte Fruchtblase einen Schutz gegen das Eindringen von Bakterien in die Gebärmutter, wo sie eine Infektion auslösen könnten. Sobald die Fruchtblase offen ist, besteht ein leicht erhöhtes Infektionsrisiko für die Mutter und das Baby. Es kommt vor, daß die Fruchtblase schon Wochen vor dem errechneten Termin platzt, und in diesem Fall kann die Unreife des Babys ein weiteres Risiko darstellen. Manchmal platzt die Fruchtblase, oder besser gesagt: sie reißt leicht ein, schließt sich dann aber wieder und bleibt noch wochenlang geschlossen. Wenn jedoch die Geburt kurz bevorsteht und der Kopf des Babys sich schon ins kleine Becken eingestellt hat, ist es gewöhnlich unbedenklich, 12 bis 24 Stunden zu warten, damit die Wehen von selbst in Gang kommen. Bei Ihnen zu Hause ist Ihre Partnerin durch Bakterien weniger gefährdet als in der Klinik, denn das ist ihr gewohntes Keimmilieu. Möglicherweise empfiehlt Ihr Arzt eine Behandlung mit Antibiotika, wenn sie das jedoch lieber vermeiden möchte, kann sie zur Infektionsvorbeugung auch Knoblauchkapseln und Vitamin C nehmen (Dosierung nach ärztlicher Rücksprache). Das hat eine natürliche antibiotische Wirkung und ist unschädlich für Mutter und Baby.

Wenn sich der Kopf noch nicht ins kleine Becken eingestellt hat, besteht die Gefahr des Nabelschnurvorfalls (siehe S. 160), und in diesem Fall ist es besser, wenn die Frau in der Klinik ist.

In manchen Kliniken wird nach sechs Stunden eine Einleitung vorgeschlagen, wenn die Wehen noch nicht begonnen haben. Das kann für Sie und Ihre Partnerin eine schwere Entscheidung sein, wenn Sie gehofft hatten, eine Geburtseinleitung vermeiden zu können. Sie sollten sich dann alle damit verbundenen Risiken überlegen (siehe S. 129 f.) und sie gegenüber dem Rat Ihrer Geburtshelfer abwägen, falls dieser den Wünschen Ihrer Partnerin nicht entspricht. Eine erfolglose Einleitung kann mit einem vermeidbar gewesenen Kaiserschnitt enden.

Viele Frauen warten deshalb lieber ab, treffen Maßnahmen zur Verhinderung einer Infektion, hören sorgfältig die Herztöne des Babys ab und messen ihre Temperatur. Wenn diese Messungen alle paar Stunden durchgeführt werden und die Werte normal sind, ist es nicht zu einer Infektion gekommen, und dann ist es meist völlig in Ordnung, abzuwarten, bis die Wehen beginnen. In einer solchen Situation kann es entscheidend sein zu wissen, wie Sie selbst alle paar Stunden die Herztöne des Babys abhören können (siehe S. 125), denn dann kann Ihre Partnerin zu Hause bleiben, bis die Wehen beginnen und ist so keinerlei Druck von außen ausgesetzt, die Geburt einleiten zu lassen.

Vorzeitige Wehen

Bei einigen Frauen ist es ganz normal, daß die Geburt zwei oder drei Wochen vor dem errechneten Termin beginnt, mehr als drei Wochen früher gilt sie jedoch als Frühgeburt. Wenn Ihre Partnerin starke Wehen hat und vielleicht außerdem Blutungen, kann es sich um eine frühzeitige Geburt handeln. Doch werden Geburtswehen häufig mit Senkwehen verwechselt, die einige Wochen vor der Geburt auftreten, wenn sich der Kopf des Babys ins kleine Becken einstellt.

Wenn Sie meinen, daß Ihre Partnerin vorzeitige Wehen hat, geben Sie ihr ein starkes alkoholisches Getränk, zum Beispiel Whisky oder Brandy. Dadurch werden die Wehen schwächer. Sorgen Sie dafür, daß sie sich sofort hinlegt und beruhigt, und rufen Sie ihren Arzt. Oft kann durch ein paar Tage Bettruhe eine vorzeitige Geburt verhindert werden.

Wenn es sich wirklich um vorzeitige Wehen handelt, ist Ihr Kind wahrscheinlich noch nicht geburtsreif, sehr klein und daher sehr anfällig für Komplikationen, so daß es wahrscheinlich Intensivbetreuung in der Klinik braucht. Das Baby ist noch nicht auf die Außenwelt vorbereitet und braucht Unterstützung beim Wärmeausgleich und bei der Atmung, hat vielleicht Gelbsucht und ist einem höheren Infektionsrisiko ausgesetzt.

Es kann eine verzweifelte Situation für Sie und Ihre Partnerin sein, wenn Sie Ihr Baby auf der Intensivstation besuchen und sehen, wie es an Schläuchen und Drähten angeschlossen ist und ganz von außen abgeschirmt im Brutkasten liegt. Vielleicht beruhigt es Sie, daß heutzutage die meisten Frühgeborenen zu kräftigen Babys heranwachsen. Eine solche Geburt kann einen großen Schock für Sie bedeuten, und die ersten Tage und Wochen können für beide Eltern sehr belastend sein.

In einigen aufgeschlossenen Kliniken liegen die Frühgeborenen in einem Brutkasten, der neben das Bett der Mutter gestellt werden kann. Sehr viel häufiger jedoch wird das Baby auf die Säuglingsintensivstation verlegt, die Mutter befindet sich räumlich von ihm getrennt auf der Wöchnerinnenstation. In manchen Kliniken werden sowohl die Väter als auch die Mütter dazu ermutigt, ihr Baby so bald wie möglich zu berühren und es zu versorgen. Die Partner können hierbei eine wichtige Rolle spielen, indem sie dazu beitragen, daß Mutter und Kind in Kontakt miteinander bleiben.

Obwohl das Baby im Brutkasten liegt, ist Ihre Anwesenheit und die der Mutter ganz besonders wichtig. Wenn Sie Ihre Frau dazu ermutigen, das Baby zu stillen und sie dabei unterstützen, dann können Sie viel für die beiden tun. Ein Frühgeborenes braucht die bestmögliche Ernährung und den besten Infektionsschutz, und mit Muttermilch ist für beides hervorragend gesorgt.

Bei einer Frühgeburt ist der Beginn des Stillens schwieriger. Es kann ein paar Tage dauern, bis die Milch kommt, und Ihre Partnerin braucht ganz besonders viel Unterstützung, um die ersten Schwierigkeiten zu überstehen. Vom frühestmöglichen Zeitpunkt an bringt es Ihrem Baby Vorteile, wenn es soviel wie möglich im Arm gehalten wird und Körperkontakt zu Ihnen hat.

Überraschende Geburt

Wenn Ihre Partnerin ganz unerwartet heftige Wehen hat, Sie mit ihr allein sind und keine Zeit mehr bleibt, um Hilfe zu holen, können folgende Hinweise nützlich sein:

1. Bewahren Sie vor allem möglichst die Ruhe. Wenn die Geburt so schnell verläuft, entwickeln sich die Dinge oft einfach; Sie brauchen mit Problemen kaum zu rechnen.

2. Waschen Sie sich sorgfältig die Hände, sofern Zeit dafür bleibt.

3. Kümmern Sie sich um Ihre Partnerin, machen Sie es ihr bequem und helfen Sie ihr, sich zu entspannen. Wenn die Wehen sehr heftig sind und schnell aufeinanderfolgen, dann schlagen Sie ihr den Vierfüßlerstand vor, denn dadurch hat sie mehr Einfluß auf das Geschehen, und die Wehen werden etwas schwächer. Geben Sie ihr nach Möglichkeit ein großes Kissen oder einen Sitzsack, worauf sie sich abstützen kann. Entspannen Sie sich ein paar Minuten mit ihr, und atmen Sie mit ihr zusammen.

4. Wenn Ihre Partnerin ruhiger geworden ist, sorgen Sie dafür, daß es im Zimmer warm wird, denn das Baby ist an Körpertemperatur gewöhnt und kühlt leicht aus.

5. Holen Sie ein paar saubere Handtücher, Bettücher oder Zeitungen, je nachdem, was zur Hand ist, um Baby und Mutter warmzuhalten. Legen Sie ein sauberes Tuch auf den Boden zwischen die Beine der Frau.
6. Holen Sie eine Schüssel mit warmem Wasser, Toilettenpapier und ein Gefäß für die Plazenta.
7. Wenden Sie sich jetzt wieder Ihrer Partnerin zu, und helfen Sie ihr, sich auf die Atmung und die Wehen zu konzentrieren. Massieren Sie sie, und muntern Sie sie auf, wenn das nötig ist.
8. Sobald der Kopf des Babys den Geburtskanal passiert, sehen Sie zuerst, wie sich um die Scheide herum eine Rundung vorwölbt, und dann wird der Kopf durch die Öffnung sichtbar. Es gibt für Sie nichts weiter zu tun, als abzuwarten, daß die Gebärmutter ihre Arbeit verrichtet, und sich bereitzuhalten, um das Baby in Empfang zu nehmen. Es kommt entweder sehr schnell oder bewegt sich ganz langsam mit mehreren Wehen hinaus.
Lassen Sie den Kopf des Baby ganz natürlich hängen, wenn er geboren ist, dann hilft die Schwerkraft bei der Drehung. Sobald der Kopf geboren ist, folgt zuerst die eine Schulter und dann die andere, und schließlich gleitet der ganze Körper heraus.
9. Halten Sie das Baby so, daß es mit der Brust auf Ihrer Handfläche liegt und sein Gesicht nach unten zeigt, damit das Fruchtwasser abfließen kann.

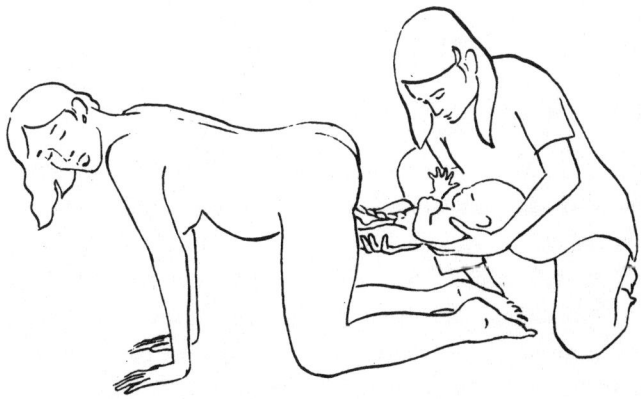

10. Legen Sie das Baby für ein paar Augenblicke mit dem Gesicht nach unten auf ein sauberes Laken oder Handtuch auf den Boden. Helfen Sie Ihrer Partnerin dann, sich hinzusetzen und das Baby hochzunehmen. Durchtrennen Sie nicht die Nabelschnur.

11. Sie können sich jetzt beide entspannen und sich am Baby freuen! Achten Sie darauf, daß die Mutter wirklich aufrecht sitzt, damit ein guter Kontakt zum Baby möglich ist, und daß sie es beide schön warm haben.
    Unterstützen Sie Ihre Partnerin dabei, das Baby anzulegen, denn durch das Saugen wird die Wehentätigkeit angeregt, und die Plazenta löst sich.

12. Wenn die Plazenta kommt, dann bitten Sie Ihre Partnerin, sich über ein Gefäß zu hocken, und lassen Sie die Plazenta bei ihr, ohne die Nabelschnur zu durchtrennen.

13. Geben Sie der Mutter warme Milch mit Honig oder Tee zu trinken, denn möglicherweise steht sie unter leichter Schockeinwirkung, wenn die Geburt sehr schnell war.

14. Nach einer Weile kann sich die Frau über eine Schüssel mit warmem Wasser hocken, um zur Vermeidung von Infektionen ihren Genitalbereich zu waschen. Legen Sie ihr ein sauberes Handtuch oder eine Binde zwischen die Beine.

15. Setzen Sie sich mit Ihrem Arzt oder mit der Hebamme in Verbindung.

Geburtskomplikationen

Schlechter Zustand des Babys

Dem Baby im Mutterleib geht es schlecht, wenn es nicht genug Sauerstoff bekommt. Ursache hierfür können eine langdauernde Geburt, eine Störung der Nabelschnur- oder Plazentafunktion oder ein schlechter Zustand der Mutter, zum Beispiel Präeklampsie, sein. Wahrscheinlich die häufigste Ursache für einen schlechten Zustand des Babys bei der Geburt ist die liegende Haltung, die sich störend auf den Kreislauf auswirkt, so daß die Blutversorgung der Plazenta behindert ist.

Anzeichen für einen schlechten Zustand des Babys:

☐ Fortdauernde unregelmäßige Herztöne des Babys, entweder verlangsamte oder beschleunigte.

☐ Trübung des Fruchtwassers durch Mekonium. Wenn das Baby während der Geburt nicht genügend Sauerstoff bekommt, entspannt sich der Afterschließmuskel und Mekonium, der dunkelgrüne, klebrige erste Darminhalt des Babys, gelangt ins Fruchtwasser. Das normalerweise farblose Fruchtwasser wird dann bräunlich oder grün.

☐ Ausgesprochen heftige Bewegungen des Babys.

Wenn zwei dieser Anzeichen für einen schlechten Zustand des Babys gemeinsam auftreten, kann es sein, daß das Kind gefährdet ist, doch ist es nicht ungewöhnlich, daß eines dieser Anzeichen auftritt, es dem Baby aber gut geht. Oft bewirkt eine Haltungsveränderung, daß die Herztöne wieder normal werden. Wenn sie jedoch unter 100 Schläge pro Minute absinken, muß das Kind so schnell wie möglich zur Welt kommen. Ist die Frau noch in der Eröffnungsphase, bedeutet das die Notwendigkeit eines sofortigen Kaiserschnitts (siehe S. 160). Wenn sie in der Austreibungsphase ist, hilft die stehende Hocke, damit das Baby schnell geboren wird, oder es muß ein Dammschnitt (siehe S. 134 f.) gemacht werden. Ihre Partnerin bekommt wahrscheinlich Sauerstoff zur besseren Versorgung des Babys.

Während der Geburt oder im Mutterleib kann es passieren, daß das Kind etwas getrübtes Fruchtwasser in die Lungen bekommt. Das kann zu Störungen oder Schwierigkeiten bei der Atmung führen. Aus diesem Grund reinigt die Hebamme sofort nach der Geburt Nase und Mund des Babys durch Absaugen, bevor es zu atmen beginnt.

Wenn es dem Baby während der Geburt schlecht geht, ist das natürlich für alle Beteiligten ein unerwarteter Schock, und alles scheint unglaublich schnell zu gehen, während das Nötige veranlaßt wird, um dem Kind zu helfen. Es kann sein, daß Sie sich große Sorgen machen und sich gleichzeitig sehr hilflos fühlen, wenn die Hebamme und die Ärzte Maßnahmen ergreifen, ohne daß Zeit bleibt, Ihnen irgend etwas zu erklären. Es bleibt Ihnen nichts anderes übrig, als sich auf deren Fähigkeiten und schnelles Handeln zu verlassen und Ihrer Partnerin durch diese belastenden Momente größter Anspannung hindurchzuhelfen.

Wehenschwäche in der Eröffnungsphase

Manchmal geht die Geburt sehr langsam voran, stundenlang scheint es überhaupt nicht vorwärts zu gehen, obwohl Ihre Partnerin starke, dicht aufeinanderfolgende Wehen hat. In einigen Fällen kann es zu einem Wehenstillstand kommen. Das kann viele Ursachen haben. Häufig sind sie seelischer Natur, und dann muß die Frau ihren Weg finden, um sich den Vorgängen in ihrem Körper überlassen zu können. Es kann eine große Enttäuschung sein, wenn Sie sich monatelang auf eine aktive Geburt vorbereitet haben, sich fit und gesund wie nie zuvor fühlen, um dann festzustellen, daß die Geburt nicht so schnell und leicht vor sich geht, wie sie das erwartet haben. Das kann mit einer tief verborgenen psychischen Blockierung zu tun haben, einem früheren Trauma oder einer negativen Erfahrung, oder es geht um ein körperliches Problem, zum Beispiel um die Lage des Babys oder die Größe des mütterlichen Beckens.

Sie können dazu beitragen, ein unerwartetes psychisches Problem zu vermeiden, indem Sie die Schwangerschaftsmonate dazu nutzen, Dinge zu klären, mit Ihrer Partnerin zu reden und nötigenfalls professionelle Hilfe in Anspruch zu nehmen. Es kommt vor, daß die Frau tiefe Empfindungen zum Ausdruck bringen muß, die sich in ihr angestaut haben, damit sie loslassen, Vertrauen zu sich selbst und allen Anwesenden gewinnen und ihr Kind zur Welt bringen kann.

In dieser Situation brauchen Sie als Ihr Partner gute Einfälle, damit alles seinen Lauf nehmen kann. Wenn die Hebamme physiologische Ursachen ausschließt, kann einer der folgenden Vorschläge etwas bewirken.

☐ Ein Bad nehmen oder duschen.

☐ Ein Umgebungswechsel: Vielleicht gehen Sie kurz vor die Tür oder in ein anderes Zimmer.

☐ Eine Haltungsänderung.

☐ Etwas Leichtes zum Essen.

☐ Eine Ruhe- oder Schlafpause, wobei man Sie beide allein läßt, damit Sie sich entspannen und auf andere Gedanken kommen können.

Eine Zangen- oder Saugglockengeburt

Wenn während der Eröffnungsphase und bei der Geburt eine aufrechte Haltung eingenommen wird, verringert sich durch die Hilfe der Schwerkraft und die vergrößerte Beckenweite die Zahl der Geburten, bei denen eingegriffen werden muß, um dem Baby auf die Welt zu helfen, erheblich. In seltenen Fällen ist jedoch Hilfe nötig.

Zange

Sie erinnert an ein gebogenes Salatbesteck mit einem Loch in der Mitte. Wenn die Zange verwendet wird, bekommt die Frau zur Betäubung des Geburtsausgangs entweder eine Periduralanästhesie oder eine Lokalanästhesie.
Es wird ein Dammschnitt gemacht, um die Öffnung zu vergrößern. Dann wird die Zange seitlich am Kopf des Babys eingeführt, und der Kopf des Kindes wird mit ihr sicher gefaßt. Der Arzt kann ihn dann mit Hilfe der Zange in die richtige Geburtsposition bewegen oder in Koordination mit den Wehen den Kopf des Babys durch den Geburtskanal führen. Es kann sein, daß die Zange sichtbare Spuren am Kopf des Kindes hinterläßt, doch verschwinden diese bald wieder. Homöopathische Mittel wie Arnika helfen der Mutter und dem Baby, sich von den Quetschungen oder vom Schock zu erholen.

Saugglocke

Sie funktioniert wie ein Miniaturstaubsauger, der am Kopf des Babys angesetzt wird, um ihm auf die Welt zu helfen. Es kann sein, daß Schwellungen zurückbleiben, die ein oder zwei Tage danach noch zu sehen sind! Es lohnt sich, Eingriffe nach Möglichkeit mit Hilfe von Haltungswechseln, Baden oder durch Entspannen zu vermeiden, es sei denn, das Baby ist in einem schlechten Zustand und muß sofort zur Welt kommen, so daß keine Zeit bleibt, um auf wirklich starke Preßwehen zu warten.

Kaiserschnitt

Bei einem Kaiserschnitt kommt das Baby durch einen chirurgischen Eingriff, nämlich durch einen Schnitt durch die Bauchdecke und die Gebärmutter zur Welt. Manchmal ergibt sich eine Situation, in der dieser Eingriff das Beste für Mutter und Kind ist.

Wenn Sie sich auf eine komplikationslose natürliche Geburt eingestellt haben, dann ist die Nachricht, daß ein Kaiserschnitt notwendig ist, ein gewaltiger Schock. Es kann sein, daß es Tage oder Wochen vorher schon Warnzeichen gibt und Sie und Ihre Partnerin Zeit haben, sich mit der Situation abzufinden und Entscheidungen zu treffen, wer Ihre Geburtshelfer sein sollen und welche Narkose Sie wählen. Es kann aber auch sein, daß sich erst bei der Geburt herausstellt, daß nicht alles in Ordnung ist, und daß dann die Entscheidung für einen Kaiserschnitt sehr schnell fällt, wenn es dem Baby schlecht geht. In diesem Fall müssen Sie sich plötzlich auf die veränderte Situation einstellen.

Ein schlechter Zustand des Kindes, d.h. Sauerstoffmangel (siehe S. 156 f.), ist der häufigste Grund für einen Kaiserschnitt. Lebensbedrohlicher Sauerstoffmangel des Babys kann mehrere Ursachen haben.

Druck auf die Nabelschnur

Das ist äußerst selten und führt dazu, daß der Blutfluß zum Baby und somit die Sauerstoffversorgung eingeschränkt oder unterbrochen ist. Ursache dafür könnte sein, daß die Nabelschnur vorgefallen ist, d.h., daß die Nabelschnur vor dem Kopf des Babys in die Scheide gerutscht ist (Nabelschnurvorfall). In diesem Fall, der nur etwa einmal bei 1000 Geburten auftritt, kann der Kopf des Kindes die Nabelschnur abdrücken und die Blutversorgung schwer gestört sein. Sollte das geschehen, so muß das Baby so schnell wie möglich geboren werden. Manchmal wird die Nabelschnur auch dadurch etwas zusammengedrückt, daß sie sich eng um den Hals des Kindes gewickelt hat, jedoch kommt es in diesem Fall meist nicht zum Abdrücken der Nabelschnur, und dem Baby geht es gut.

Die Plazenta stellt während der Geburt ihre Funktion ein

Das zeigt sich, wenn die Herztöne des Babys aufgrund des Sauerstoffmangels unregelmäßig werden. Im schlimmsten Fall kann sich die Plazenta teilweise oder völlig von der Gebärmutterwand lösen (siehe S. 149).

Wehenstillstand

Dafür kann es mehrere Gründe geben (siehe S. 158).

Regelwidrige Lagen des Babys

Manchmal liegt das Baby quer in der Gebärmutter und kann nicht gedreht werden, oder eine komplizierte hintere Hinterhauptslage oder eine Steißlage machen einen Kaiserschnitt notwendig.

Die Form des Beckens

Die meisten Babys passen gut durch das Becken der Mutter hindurch. Doch manchmal ist das Kind zu groß, oder das Becken der Mutter ist ungewöhnlich klein oder unregelmäßig geformt.

Das sind einige der Hauptgründe für einen Kaiserschnitt. Doch ist jede Situation wieder anders, deshalb ist es für Sie und Ihre Partnerin wichtig, daß Ihnen von den Geburtshelfern alles eingehend erklärt wird, und zwar möglichst vor der Geburt, auf jeden Fall jedoch anschließend. Finden Sie vor allen Dingen heraus, ob diese Gründe auch bei einem weiteren Baby für Ihre Partnerin eine Beeinträchtigung bedeuten.

Geplanter Kaiserschnitt

Wenn Sie schon vorher wissen, daß Ihre Partnerin einen Kaiserschnitt bekommt, dann kann sie wählen, welche Art der Narkose ihr lieber ist. Sie kann eine Vollnarkose bekommen und ist dann während der Geburt und noch eine Zeitlang danach ohne Bewußtsein. In vielen Kliniken besteht heute auch die Möglichkeit eines Kaiserschnitts unter Periduralanästhesie (siehe S. 138 ff.). Das hat den Vorteil, daß die Frau bei Bewußtsein ist und sofort Kontakt zu ihrem Baby aufnehmen kann. Diese Möglichkeit wird immer populärer und ist für viele Paare eine befriedigende Lösung. Oft können auch die Väter dabei sein, und wenn Sie das wünschen, dann besprechen Sie alles vorher eingehend mit dem Arzt.

Manche Frauen, die schon vorher wissen, daß ihr Baby aus verschiedenen Gründen durch Kaiserschnitt zur Welt kommt, warten trotzdem, bis auf natürliche Weise die Wehen eingesetzt haben und bekommen dann die Eröffnungsphase noch teilweise oder ganz mit. Das hat den Vorteil, daß das Kind wirklich geburtsreif ist. Viele Experten sind außerdem der Ansicht, daß die Massage durch die Wehen für das Baby wichtig ist und daß Wehen während der Geburt, auch wenn sie durch einen Kaiserschnitt abgekürzt werden, die Mutter-Kind-Beziehung stark fördern. Wenn es zu einem Notkaiserschnitt kommt, bleibt keine Zeit mehr, um eine PDA zu legen, und es wird eine Vollnarkose gemacht.

Wie Sie helfen können:

Ihre Partnerin wird entweder während der Geburt oder in den darauffolgenden Stunden die tiefe Atmung sehr hilfreich finden, um sich zu entspannen und geistig zu sammeln. Vor oder während der Operation oder danach können Sie sie unterstützen, indem Sie ihr Ihre ganze Aufmerksamkeit schenken, sie beruhigen und ihr helfen, ruhig und gesammelt zu bleiben. Es kann für sie ganz entscheidend sein, wenn sie Ihnen ihre Gefühle mitteilen kann und spürt, daß Sie zusammenarbeiten.

Auch für das Baby können Sie viel tun, indem Sie Ihre Partnerin vertreten, bis sie selbst in der Lage ist, sich um das Kind zu kümmern. Die Helfer können Ihnen das Baby gleich nach der Geburt übergeben, und Sie können es im Arm halten und willkommen heißen, seine Augen gegen grelles Licht abschirmen und ganz in seiner Nähe bleiben, wenn es untersucht wird. Wenn Ihre Partnerin bei Bewußtsein ist, können Sie dafür sorgen, daß sie ihr Baby gleich nach der Geburt sehen und im Arm halten kann.

Frauen, die sich durch Dehnübungen auf eine aktive Geburt vorbereitet haben, erholen sich meist sehr schnell wieder von einem Kaiserschnitt. Doch handelt es sich dabei um eine größere Operation, und in den darauffolgenden Tagen braucht Ihre Partnerin Zeit, um sich von der Wirkung des

Narkosemittels zu erholen. Außerdem bereitet ihr die Operationswunde erhebliche Unannehmlichkeiten. Sie braucht Hilfe, wenn sie das Baby hochnimmt, versorgt und stillt. Nach sieben bis zehn Tagen kann sie heimgehen, muß aber bei der Hausarbeit und der Versorgung der Familie unterstützt werden, denn ihre Kräfte sind begrenzt, und sie ist sehr ruhebedürftig. Vielleicht dauert es Monate, bis sie sich wieder stark und energiegeladen fühlt. Wenn Sie die Entlastung der Frau während dieser Zeit schon frühzeitig organisieren können, helfen Sie ihr, daß sie sich wirklich in Ruhe erholen kann und einen guten Anfang findet, um ihr Baby erfolgreich zu stillen.

Probleme in der Nachgeburtsphase

Verzögerte Plazentalösung

Gewöhnlich kommt die Nachgeburt innerhalb der ersten Stunde nach der Geburt des Babys. Es kommt ganz selten vor, daß sich die Plazenta nicht löst und manuell entfernt werden muß. In diesem Fall kann die Frau ein Betäubungsmittel oder eine PDA bekommen. Manchmal helfen auch homöopathische Mittel. Durch aufrechte Haltungen in der Eröffnungsphase und bei der Geburt läßt sich dieses Problem am besten vermeiden.

Starke Nachgeburtsblutungen

Sie treten meistens auf, weil die Gebärmuttermuskulatur ihre Spannkraft verliert und sich nicht genügend zusammenziehen kann, damit die Blutungen an der Stelle, wo sich die Plazenta von der Gebärmutterwand gelöst hat, aufhören. Bei einer aktiven Geburt und wenn nicht unnötigerweise Medikamente verabreicht wurden, sind Nachgeburtsblutungen ausgesprochen unwahrscheinlich.
Zu starken Nachgeburtsblutungen kann es sofort nach der Geburt oder innerhalb des ersten Tages kommen. Blutungen nach der Geburt sind normal, da die Gebärmutter die stark durchblutete Schleimhaut abstößt.

Falls die Gebärmutter sich nicht stark genug zusammenzieht, kann es zu heftigen Blutungen aus den freiliegenden Blutgefäßen kommen. Bei starken Nachgeburtsblutungen beträgt der Blutverlust über 500 ml.

Bei einer starken Nachgeburtsblutung wird die Frau meist in die flache Rückenlage mit hochgelagerten Beinen gebracht. Ihre Gebärmutter wird kräftig massiert, um die Wehentätigkeit anzuregen, außerdem bekommt sie eine Syntozinon-Spritze, damit sich die Gebärmutter zusammenzieht. Gewöhnlich bekommt sie eine Bluttransfusion, um den Blutverlust auszugleichen. Wenn sie sehr viel Blut verloren hat, ist sie wahrscheinlich sehr blaß und schwach, bis das Flüssigkeitsgleichgewicht wiederhergestellt ist.

Geburtsfehler

Alle werdenden Eltern denken irgendwann einmal an die Möglichkeit, daß ihr Baby mit einer Behinderung oder einer Mißbildung zur Welt kommen könnte. Manche Menschen machen sich große Sorgen deswegen, in den meisten Fällen stellen sich ihre Ängste dann aber als unbegründet heraus. Geburtsfehler sind sehr selten, jedoch möglich, und deshalb ist es nur realistisch, sich bei der Vorbereitung auf das Elternsein auch damit zu beschäftigen, wie Sie mit einer solchen Situation umgehen würden, auch wenn sie sehr unwahrscheinlich ist.

Zu Mißbildungen kann es beispielsweise bei der Entwicklung der Wirbelsäule kommen (das Baby hat dann eine Spina bifida) oder dann, wenn sich das Verdauungs- oder das Kreislaufsystem nicht richtig ausbilden.

In den modernen Kliniken stehen viele Hilfsmöglichkeiten zur Verfügung, und körperliche Mißbildungen können oft durch chirurgische Eingriffe oder andere Behandlungsmethoden abgemildert oder behoben werden. Die Mehrzahl der Geburtsfehler läßt sich behandeln. Bei den meisten speziellen Fällen gibt es auch Selbsthilfegruppen (siehe S. 186 f.), an die Sie sich wenden können, um Rat und Hilfe zu erhalten.

Es kommt vor, daß ein Baby mit dem Down-Syndrom zur Welt kommt, geistig behindert ist oder Seh- oder Hörstörungen hat. Wie beeinträchtigend die Störung auch sein mag, bei beiden Eltern wird sie vielfältige, sehr intensive Reaktionen und Gefühle auslösen, wenn sie von ihren Erwartungen Abschied nehmen und sich mit der Wirklichkeit und den momentanen Problemen auseinandersetzen müssen.

Totgeburt

Diese Situation tritt zwar selten ein, ausschließen läßt sie sich jedoch nicht, und es ist sicherlich sinnvoll, auch daran zu denken, wie Sie damit umgehen würden. Manchmal sind die Ursachen einer Totgeburt bekannt, jedoch oft auch nicht. In jedem Fall bedeutet der Tod des Kindes eine große Erschütterung, und eine so schmerzliche Erfahrung läßt sich nur schwer überwinden und in Ihr Leben integrieren.

Wenn das Baby einige Tage oder Wochen vor Beginn der Wehen stirbt, kann es passieren, daß Ihre Partnerin der Geburt mit dem Wissen entgegensieht, daß sie ein totes Kind zur Welt bringen wird. Das ist ein sehr schwieriger Prozeß, doch selbst in einer solchen Situation kann eine spontane, aktive Geburt für sie eine Hilfe sein. Eine Frau berichtete mir, daß das für sie das einzig Positive an dem traurigen Ereignis war. Sie hatte das Gefühl, gelernt zu haben, wie sie gebären kann, und dieses Wissen kam ihr bei ihren beiden späteren Schwangerschaften zugute. Ihr Partner, der bei allen drei Geburten dabei war, erzählte mir, wie sehr es ihnen beiden geholfen hat, diese erste Geburt gemeinsam erlebt zu haben und wie sie sich dadurch näher gekommen sind und ein tieferes Verständnis füreinander entwickelt haben. Er meint, daß sie deshalb eine so starke Ausgangsposition für die zwei gesunden Kinder hatten, die danach kamen.

Es kommt vor, daß ein Baby während der Geburt oder kurz danach stirbt. In einem solchen Fall ist es das beste, wenn Ihre Geburtshelfer die Wahrheit sagen. Ihre Partnerin kann sich mit der Wahrheit, so schmerzhaft sie auch sein mag, besser abfinden, als mit Ungewißheit und Verschweigen.

Viele Geburtshelfer halten es für angebracht, daß die Eltern eines Babys, das tot zur Welt kommt, es anschauen und anfassen. Auch wenn das Kind während der Geburt stirbt, haben beide Eltern, vor allem die Mutter, eine Beziehung zu ihrem Kind hergestellt, und der Verlust hinterläßt tiefe

Wunden; es dauert lange, bis sie das akzeptieren können. Sie werden eine tiefe Erschütterung erleben, Wut und Schuldgefühle haben und durch eine Phase tiefer Trauer hindurchgehen. Das kann mehrere Monate, ein Jahr oder auch länger dauern und sich für lange Zeit auf die Beziehung zu anderen Menschen und auch zueinander auswirken.

Am besten können Sie Ihrer Frau als ihr Partner wahrscheinlich helfen, indem sie einfach da sind, an ihren Gefühlen teilnehmen und ihr zuhören, wenn sie sich mit der unerwarteten Situation abzufinden beginnt. Es hilft ihr, sich weniger einsam und allein zu fühlen, wenn auch Sie Ihre Gefühle zum Ausdruck bringen. Wenn Sie versuchen, schnell wieder zur Tagesordnung überzugehen, meint sie möglicherweise, daß Sie sie nicht verstehen. Es ist sehr schwer, nach monatelanger Vorbereitung auf das Baby und vielleicht stundenlangen Wehen mit leeren Armen dazustehen. Sie werden sich beide anfangs sehr alleingelassen fühlen und sich als Opfer der Umstände empfinden, doch wenn Sie sich Zeit nehmen und Ihre Gefühle nicht verbergen, werden Sie Abstand gewinnen und den Verlust verarbeiten können.

Es kann Ihnen helfen, sich mit einer Selbsthilfegruppe wie »Verwaiste Eltern« in Verbindung zu setzen (siehe S. 189 und 190), um mit anderen zusammenzukommen, die einen ähnlichen Verlust erlebt haben und wo Sie Hilfe und Rat bekommen können, oder fragen Sie Ihren Arzt nach der Adresse einer Gruppe in Ihrer Nähe. Siehe auch »Weitere Literatur«, S. 194.

8 Nach der Geburt

Das Neugeborene

Das Baby hat wahrscheinlich gleich nach der Geburt wenig Ähnlichkeit mit dem Baby in Ihrer Vorstellung. Sein Körper ist naß, möglicherweise blutig von der stark durchbluteten Gebärmutterschleimhaut. Wenige Momente nach der Geburt kann es grau oder bläulich aussehen. Doch sobald das Kind zu atmen beginnt, wird der Körper rosig. Es kann sein, daß die Haut des Babys ziemlich runzelig ist und es mit einer weißen, cremigen Substanz bedeckt ist, der Käseschmiere oder Vernix. Das Kind ist dadurch gegen Temperaturschwankungen geschützt, sie enthält außerdem viele Nährstoffe und wird von der Haut des Babys absorbiert, und zwar innerhalb weniger Stunden nach der Geburt. Die Kopfform kann leicht länglich sein. Das ist darauf zurückzuführen, daß sich die Schädelknochen bei der Geburt übereinandergeschoben haben. Nach wenigen Stunden nimmt der Kopf wieder eine runde Form an.

Das Kind öffnet die Augen und kann dann alles um sich herum sehen. Allerdings sind Babys zunächst stark kurzsichtig, d.h., sie sehen nur in nächster Nähe klar, also etwa das Gesicht der Mutter, wenn sie das Neugeborene in ihren Armen hält. Die kühle Luft auf seiner Haut löst den Atemreflex aus, und es atmet zum ersten Mal. Das Baby kann riechen und schlucken und hat einen Saugreflex, so daß es schon bald in der Lage ist, die Brust seiner Mutter zu finden und daran zu saugen. Das Neugeborene ist ein äußerst empfindsames Wesen, gleichzeitig aber auch schon sehr stark und kräftig.

Die erste Stunde

Nach einer aktiven Geburt, bei der Ihre Partnerin keine Medikamente bekommen hat, ist das Baby gewöhnlich äußerst wach und aufnahmefähig für alles, was nach der Geburt passiert. Diese erste Stunde, in der das

Baby sich nach dem Aufenthalt im Fruchtwasser im dunklen, engen Mutterleib auf Sehen, Geräusche, Gerüche und Empfindungen umstellt, ist eine ganz besonders wichtige Zeit. Viele lebenswichtige Funktionen des Körpers setzen jetzt ein, nachdem es nicht mehr von der Plazenta versorgt wird; es gewöhnt sich an die eigenständige Atmung, Verdauung und Ausscheidung.

Die nächsten Stunden und Tage verbringt das Baby hauptsächlich mit Schlafen und Trinken. Wie wir unsere neugeborenen Kinder begrüßen, wie sich der erste Kontakt zwischen Mutter und Kind oder Mutter, Vater und Baby gestaltet, kann sich entscheidend auf die nächsten Lebensjahre auswirken. Ein Kind, das auf natürliche Weise geboren und liebevoll auf dieser Welt willkommen geheißen wurde, hat äußerst gute Ausgangsbedingungen. Untersuchungen weisen auf die Bedeutung der ersten Stunden nach der Geburt hin und haben gezeigt, wie eine günstige Bindungssituation zwischen Mutter, Baby und Vater in dieser Zeit zu guten Beziehungen in der sich neu entwickelnden Familie beiträgt. Wenn die Mutter den ersten Kontakt mit ihrem Kind ungestört erleben kann, dann ist das eine gute Voraussetzung, um sich gelassen mit ihrem Baby zu verständigen. Wenn die Geburtshelfer sich dann zurückziehen und Sie beide mindestens eine halbe Stunde allein lassen, damit Sie das Baby willkommen heißen können, trägt das sehr zum einem guten Eltern-Kind-Kontakt bei.

Es gibt Situationen, in denen dieser erste Kontakt zwischen Mutter und Kind nicht möglich ist, zum Beispiel bei einer Vollnarkose der Mutter oder wenn das Baby wiederbelebt werden muß. Worauf es ankommt ist, daß die Mutter ihr Kind liebt. Es findet sich immer ein Weg, diesen verpaßten ersten Kontakt unmittelbar nach der Geburt wieder wettzumachen.

Ein guter Mutter-Kind-Kontakt wird dadurch gefördert, daß die Mutter aufrecht sitzt, wenn sie ihr Baby im Arm hält. In dieser Haltung sind Blickkontakt, Hautkontakt und Berührung von Mund und Brustwarze am besten möglich. Wenn Ihre Partnerin Halt braucht, stellen oder setzen Sie sich hinter sie. Das Baby hat einen »Suchreflex« und findet die Brustwarze, wahrscheinlich trinkt es schon innerhalb der ersten Stunde an der Brust. Dieses erste Anlegen fördert eine gute Stillbeziehung von Anfang an, zudem regt es die Hormonausschüttung an, damit sich die Gebärmutter zusammenzieht und die Plazenta sich lösen kann. Durch einen frühen

Stillkontakt werden bei der Mutter die angenehmen Gefühle intensiviert, wenn sie sich ihrem Baby zuwendet, so daß eine stabile Bindung entstehen kann, die dem Baby Sicherheit und Trost bietet. Durch die Körperwärme und die Wärme der mütterlichen Brust wird die Atmung des Babys angeregt und stabilisiert sich: Das Blut wird gut mit Sauerstoff angereichert, und es geht dem Baby von Anfang an gut.

Die ersten Lebenstage

In den darauffolgenden Tagen ist Ihre Partnerin intensiv damit beschäftigt, das Baby kennenzulernen, zu lernen, wie sie mit ihm umgeht, welche Bedürfnisse es hat und wie es unterschiedliche Gefühle zum Ausdruck bringt. Gleichzeitig macht sie große körperliche Veränderungen durch, wenn sie sich von der Geburt erholt, ihr Körper allmählich wieder in einen nicht-schwangeren Zustand zurückkehrt und die Stillphase beginnt. Emotional muß sie sich an das Muttersein gewöhnen und lernen, wie sie die neuen Anforderungen durch das Kind in ihren Alltag integriert.

Anfangs erfordert es wahrscheinlich ihre ganze Energie, sich auf die Bedürfnisse ihres Kindes einzustellen. Die symbiotische Beziehung, die zwischen beiden während der Schwangerschaft und der Geburt bestanden hat, setzt sich weiter fort. Allmählich entwickelt sich ein harmonischer Rhythmus zwischen Mutter und Baby, der dann Teil des Familienlebens wird. Am Anfang jedoch kann die Umstellung auf all diese Veränderungen zu großer Unruhe und Gefühlsschwankungen führen.

An den Vater stellt diese Zeit ebenfalls sehr hohe Anforderungen. Auch Sie müssen sich erst an die Tatsache gewöhnen, daß Sie jetzt Vater sind und ein neues Familienmitglied dazugekommen ist, das Sie in die Beziehung zu Ihrer Partnerin miteinbeziehen müssen. Diese braucht Ihre Unterstützung, Ihre Aufmunterung und Ihre Liebe in dieser Zeit mehr als je zuvor, und es kann sein, daß Sie Ihre Energie zwischen ihr, dem Baby und Ihrem Beruf aufteilen müssen. Wenn schon größere Kinder da sind, fällt Ihnen wahrscheinlich die wichtige Aufgabe zu, sich um sie zu kümmern und ihnen dabei zu helfen, den Neuankömmling kennenzulernen und in die Familie aufzunehmen.

Am leichtesten verkraften Sie alle diese Veränderungen, wenn Sie den Weg des geringsten Widerstands wählen. Räumen Sie dem Baby die erste Stelle in Ihrem Leben ein und versuchen Sie, es Ihrer Partnerin zu ermöglichen, einen natürlichen Rhythmus zu entwickeln, bei dem ihre Bedürfnisse und die des Babys zu ihrem Recht kommen. Die Mutter sollte sich gut ernähren, sich viel Ruhe gönnen und sich schlafen legen, wenn das Baby schläft. Es fällt Ihnen leichter, sie zu unterstützen, wenn Sie über die Veränderungen Bescheid wissen, die bei ihr vor sich gehen.

Körperliche Veränderungen der Frau

Nach der Geburt zieht sich die Gebärmutter weiterhin zusammen, wenn das Baby an der Brust saugt, und nimmt allmählich wieder ihre Größe und Form wie vor der Schwangerschaft an. Das dauert vier bis sechs Wochen. Anfangs können diese Wehen sehr unangenehm sein, doch nach einer Woche empfindet sie Ihre Partnerin vielleicht eher angenehm oder spürt sie nicht mehr. Es treten wochenlang Blutungen auf, wie bei einer langen Periode; sie nehmen dann aber allmählich ab und hören ganz auf. Wenn Ihre Partnerin einen Dammriß oder einen Dammschnitt hatte und genäht werden mußte, so heilt die Wunde meistens innerhalb der ersten zwei Wochen ziemlich schnell aus.

Stillen

In den ersten Tagen nach der Geburt wird in den Brüsten Ihrer Partnerin als erste Nahrung für das Baby eine gelbliche, cremige Flüssigkeit, die Vormilch oder das Kolostrum, gebildet. Es enthält mehr Eiweiß als die reife Muttermilch und außerdem Antikörper, die das Kind vor Infektionen schützen. Das ist in den ersten beiden Tagen nach der Geburt die ideale Nahrung für das Neugeborene, und es braucht nichts anderes. Das Kolostrum wirkt auch abführend und reinigend und bereitet das Verdauungssystem des Babys auf seine Aufgabe vor.
Am dritten Tag nach der Geburt geht diese Milch allmählich in die reife Muttermilch über, die weiß, dünnflüssiger und wässriger als das Kolostrum

ist. Meist ist das ein sehr intensives Gefühl, und Sie können davon ausgehen, daß Ihre Partnerin am Tag, wenn die Milch »einschießt«, sehr leicht aus der Fassung und zum Weinen zu bringen ist. Möglicherweise werden ihre Brüste sehr hart und nehmen erheblich an Größe zu. Das wird als Milchstau bezeichnet und kann sehr unangenehm sein. Nach ein paar Tagen stellt sich die Milchmenge auf den Appetit des Babys ein, und das unangenehme Gefühl läßt nach. Vor dem Stillen heiß zu duschen kann sehr wohltuend sein, ebenso eine Massage der Brüste von den Armen zur Brustwarze hin sowie auf dem Bauch in der Badewanne zu liegen.

Muttermilch ist die ideale Ernährung für das Baby, und es lohnt sich, Ihrer Partnerin dabei zu helfen und sie zu ermutigen, damit sie die Anfangsschwierigkeiten meistert. Diese Schwierigkeiten lassen sich vermeiden, wenn sie das Baby immer dann anlegt, wenn es trinken möchte und es so lange saugen läßt, bis es satt ist. Unterstützen Sie Ihre Partnerin dabei, ein eigenes Zeitmaß zu finden und nicht auf die Uhr zu schauen, sondern das Kind an der Brust einschlafen zu lassen. Dann bekommt es neben der Nahrung Wärme und Körperkontakt. Babys verhalten sich beim Trinken ganz unterschiedlich, manche saugen fünf oder zehn Minuten und sind dann satt, andere dagegen brauchen Stunden.

Stillen ist ein grundlegendes Bedürfnis des Kindes. Ein Baby kann zwar auch ohne Stillen überleben und gedeihen, es hat jedoch eine viel bessere Ausgangsposition im Leben, wenn es gestillt wird. Untersuchungen haben ergeben, daß gestillte Kinder eher Gehen und Sprechen lernen und sich schneller entwickeln als mit der Flasche ernährte Babys.

Vom Zeitpunkt der Empfängnis an bilden Mutter und Kind eine biologische Einheit, die nach der Geburt weiterbesteht. Die Intimität durch das Stillen hat wechselseitige psychische und körperliche Vorteile für Mutter und Kind, die für ihre zukünftige Beziehung äußerst wichtig sind. Für das Baby sind das die ersten Schritte seiner Sozialisation, die die Basis für alles Kommende bilden. Ashley Montagu schreibt, daß das Baby an der Brust seiner Mutter durch den intensiven (Haut-)Kontakt mit ihr sein Wohlgefühl, seine Sicherheit und Befriedigung findet und dabei unbewußt lernt, daß es wichtig ist, sein ganzes Leben auf sein Wohlbefinden, seine Sicherheit und seine Befriedigung zu achten.[4]

Aktiv Vater sein

Es gibt viele Väter, die sehr engagiert sind und ihren Partnerinnen während der Schwangerschaft und der Geburt zur Seite stehen und viel Freude dabei haben, wenn sie ihr Kind betreuen und versorgen. Wir sind heute als Eltern nicht mehr so streng an Geschlechterrollen gebunden, und viele Paare entscheiden sich dafür, die Freuden und die Verantwortung des Elternseins ihren Fähigkeiten und Neigungen entsprechend zu teilen.

Als treuer Begleiter Ihrer Partnerin durch die Schwangerschaft und die Geburt haben Sie einen intensiven partnerschaftlichen Zugang zum Elternsein gefunden, der die Grundlage für die kommenden Monate und Jahre bildet. Ihr Engagement kann einen wichtigen Einfluß darauf haben, daß das Stillen gelingt, und Sie können Ihrer Partnerin enorm dabei helfen, ihre neue Rolle als Mutter zu genießen, ohne sich dabei von der Außenwelt abgeschnitten zu fühlen. Die Neugeborenenzeit und die ersten Jahre stellen einen ganz besonderen Zeitabschnitt im Leben eines Kindes dar, der erstaunlich schnell vorübergeht. Ihr Kind hat den Vorteil, daß beide Eltern eine zentrale Rolle in seiner Entwicklung spielen. Sie selbst haben die großartige Gelegenheit, in der Zeit, in der Sie das Baby versorgen, mehr über sich selbst in Erfahrung zu bringen. Ein Säugling braucht sehr viel Zeit und Aufmerksamkeit, doch werden Sie reichlich dafür entschädigt, und die wunderbare Unschuld der Kinder kann uns dabei helfen, unbekannte Möglichkeiten zu entdecken, uns selbst und unsere Umwelt in einem neuen Licht zu sehen.

Wochenbettdepressionen

Nach den überwältigenden körperlichen und emotionalen Erfahrungen ist es kein Wunder, wenn Sie und Ihre Partnerin sich zeitweise leer fühlen, deprimiert und erschöpft sind. Viele Eltern erfahren nach einer aktiven Geburt aber auch eine Art »Nachgeburtseuphorie«, eine Zeit des Glücks und der Freude, die mehrere Wochen andauern kann. Bei einer aktiven Geburt, bei der Mutter und Baby nicht unter den Nachwirkungen von Medikamenten oder einer Unterbrechung der natürlichen Prozesse zu leiden haben, kommt es selten zu ernsten Wochenbettdepressionen. Es ist jedoch ganz normal und verständlich, wenn Sie nach der erlebten Intensität, für die Sie Ihre gesamte Energie brauchten, in ein »Tief« geraten.

Während der Schwangerschaft hat die Plazenta ständig Hormone ausgeschüttet. Sobald die Geburt vorüber und die Plazenta geboren ist, muß sich Ihre Partnerin auf eine völlige hormonelle Veränderung in ihrem Körper einstellen, die sich mit Sicherheit auch emotional auswirkt. Es kommt sehr häufig vor, daß Frauen niedergeschlagen sind und leicht weinen, und zwar meistens zwischen dem dritten und dem sechsten Tag nach der Geburt. Auch Sie sind sicherlich manchmal erschöpft oder deprimiert, vor allem, wenn Ihre Partnerin und das Baby in der Klinik bleiben und Sie allein nach Hause zurückkehren.

Solche Tiefs lassen sich am besten dadurch vermeiden, daß Sie dafür sorgen, daß alle genug Schlaf und Ruhe bekommen und daß Sie soweit wie möglich verhindern, daß die natürliche Nähe zwischen Mutter und Baby gestört wird. Anfangs gehen die Bedürfnisse des Kindes vor. Verbringen Sie möglichst viel Zeit damit, es sich gemeinsam in einer entspannten Atmosphäre gutgehen zu lassen, genießen Sie das Baby, und räumen Sie ihm Vorrang vor den Alltagsdingen und dem Haushalt ein.

Nabelschnur

Nachdem die Nabelschnur auspulsiert hat, wird sie gewöhnlich zwei bis drei Zentimeter entfernt vom Nabel des Baby abgeklemmt und durchtrennt. Sie trocknet allmählich ein und fällt dann innerhalb der ersten Woche ab. Halten Sie den Nabelstumpf trocken und sauber, und sorgen Sie dafür, daß die Windel nicht daran reibt.

Neugeborenengelbsucht

Es ist nicht ungewöhnlich, wenn das Baby zwei oder drei Tage nach der Geburt eine leicht gelbliche Hautfarbe hat, so als wäre es von der Sonne gebräunt. Bei einer Geburt ohne Medikamente ist das seltener der Fall. Die als Neugeborenengelbsucht bezeichnete Färbung der Haut hat mit Krankheit jedoch nichts zu tun, sondern wird durch zu viele rote Blutkörperchen im Kreislauf des Babys hervorgerufen. In der Gebärmutter brauchte das Kind sie zu seiner Sauerstoffversorgung, doch nach der Geburt sind sie nicht mehr nötig und werden vom Körper des Babys abgebaut. Ein Nebenprodukt dieses Vorgangs ist zuviel Bilirubin, das in der Haut abgelagert wird und die gelbe Farbe hervorruft.

Das Kolostrum, die erste Milch für das Neugeborene, unterstützt den Abbau des Bilirubins. Auch Sonnenlicht hilft. Legen Sie das Baby also nackt in halbstündigen Abständen an einem warmen Ort ins Licht, wobei Sie direkte Sonne vermeiden sollten (Augen- und Hautschäden!). Wenn die Neugeborenengelbsucht ausgeprägter ist, wird eine Phototherapie angeordnet, bei der das Baby unter einer UV-Lampe liegt. Das ist aber selten notwendig.

Schlaf

In den ersten Tagen nach der Geburt ist das Baby aufmerksam und wach. Anschließend schläft es für längere Zeit und wacht nur zum Trinken auf. Das Kind lebt nach seinem eigenen Biorhythmus, der am Anfang sehr unregelmäßig ist und sich erst allmählich stabilisiert. Das ist bei jedem Kind anders: Es kann sein, daß es jeden Tag zur gleichen Zeit wach ist, innerhalb von 24 Stunden alle zwei bis drei Stunden gestillt werden möchte oder lange Schlafphasen hat.

Eltern von Neugeborenen haben es schwer, sich auf diese Veränderungen und Unterbrechungen ihrer eigenen Schlafgewohnheiten einzustellen. Am besten schläft die Mutter immer dann, wenn das Baby gerade schläft. Wenn Sie morgens früh aufstehen müssen, um zur Arbeit zu gehen, kann ein Bett in einem anderen Zimmer die Lösung sein, damit Sie nicht ständig geweckt werden.

Am wenigsten Unterbrechungen für alle gibt es, wenn das Baby entweder im selben Bett oder in einem Stubenwagen oder einer Wiege direkt neben der Mutter schläft. Viele Paare genießen es, mit ihrem Kind in einem Bett zu schlafen, und Ihre Partnerin kann das Baby dann nachts stillen, ohne hellwach zu werden und aufstehen zu müssen.

Achten Sie immer darauf, daß sich Ihr Baby nicht auf den Rücken drehen kann, damit es nicht an aufgestoßener Milch erstickt. [Es wird vermutet, daß die Bauchlage zu den Ursachen des Plötzlichen Kindstodes (SIDS) gehört. Eine seitliche Lage ist daher empfehlenswert: Legen Sie ein fest zusammengerolltes Handtuch als Stütze an den Rücken des Säuglings, so daß er sich nicht auf den Rücken drehen kann. Anm. d. Ü.]

Wenn Ihr Baby schreit

Ein Neugeborenes, das schreit, ist meist hungrig. Es kann aber auch sein, daß es nur im Arm gehalten, getröstet oder trockengelegt werden möchte oder einfach seinen Gefühlen Luft machen muß. Die meisten Babys werden irgendwann am Tag einmal unruhig. Durch Ausprobieren kommen Sie und Ihre Partnerin allmählich darauf, wie die Signale zu deuten sind.

Die Stimmungen und Gefühle in seiner Umgebung, vor allem die der Mutter, wirken sich sehr stark auf das Baby aus. Wenn Ihre Partnerin müde, ängstlich, gestreßt oder gereizt ist, ist das Baby meist auch sehr unruhig. In solchen Situationen können Sie sehr viel bewirken, wenn Sie das Kind betreuen, damit beide etwas Zeit für sich bekommen.

Am Anfang hat das Baby vielleicht Verdauungsprobleme. Wenn das der Fall ist, dann tragen Sie es über Ihrer Schulter umher, und klopfen oder streicheln Sie seinen Rücken, oder Sie legen es bäuchlings in Ihren Schoß und streicheln es. Auch eine Bauchmassage kann ihm helfen: Legen Sie das Baby in Ihren Schoß auf den Rücken, und drücken Sie mit Ihren Fingern sanft aber entschlossen seinen Bauch. Machen Sie weiter, wenn das Baby das mag.

Babys mögen rhythmische Bewegungen und Körperkontakt: Sie beruhigen sich, wenn sie umhergetragen, geschaukelt oder gewiegt werden und lassen sich so trösten. Babys haben es gern, wenn ihnen etwas vorgesungen oder mit ihnen geredet wird, und wenn sie in den Schlaf gewiegt werden. Tragetücher, in denen Sie Ihr Kind direkt am Körper haben, sind sehr zu empfehlen. Für Ihr Baby ist die Wärme und Sicherheit Ihrer körperlichen Nähe sehr wohltuend. Tragetücher können Sie schon ab der ersten Lebenswoche verwenden. Babys haben Spaziergänge gern, und wenn alles nichts hilft, dann schlafen sie meistens beim Autofahren ein.

Ein Neugeborenes läßt sich nicht »verziehen«, indem es zuviel Liebe, Körperkontakt oder Aufmerksamkeit bekommt. Es schreien zu lassen, ist keine Lösung. Doch kann es passieren, daß ein Baby wirklich nicht zu beruhigen ist. In diesem Fall können Sie nichts weiter tun, als Ihr Bestes zu versuchen, um es zu trösten und zufriedenzustellen und ganz nah bei ihm zu sein, bis es zu schreien aufhört.

Babys, die nach Bedarf gestillt werden und genügend Liebe und Kontakt bekommen, sind gewöhnlich ruhig und zufrieden!

Bad

Die meisten Babys sind gern im Wasser, denn die ganze Schwangerschaft haben sie im Fruchtwasser der Gebärmutter verbracht. Auch Eltern macht das Baden ihres Kindes großen Spaß. Sie können das Baby von Geburt an jederzeit baden. Es geht dabei mehr um Entspannung und Wohlbehagen als um Sauberkeit. In manchen Kliniken, in denen die aktive Geburt möglich ist, wird das Baby in einer kleinen Wanne, die zwischen die Beine der Mutter gestellt wird, in warmem Wasser gebadet, bevor die Plazenta geboren wird. Für das Kind kann das sehr entspannend und angenehm sein, vorausgesetzt, die Wanne ist groß genug und ausreichend gefüllt, so daß es vom Wasser getragen wird. Viele Eltern nehmen das Baby mit zu sich ins (klare!) Wasser und baden mit ihm gemeinsam.

Wickeln

Das Baby macht sehr oft in die Windeln, deshalb brauchen Sie einen ausreichenden Vorrat an Windeln und einfacher Babykleidung. In den ersten Wochen können Ihnen Wegwerfwindeln das Leben leichter machen. Es empfiehlt sich, auf einem Wickeltisch alles bereitzustellen, was Sie zum Wechseln der Windeln brauchen, bevor Sie zur Tat schreiten. Das Zimmer muß warm genug sein. Sie brauchen eine Schüssel mit warmem Wasser und Watte. Verwenden Sie *keine* synthetischen Cremes, Puder und Lotions oder Pflegemittel, denn dadurch wird der natürliche Hautschutz des Babys und das Gleichgewicht zwischen Körperfetten und Bakterien zerstört.

Waschen Sie den Genitalbereich lediglich mit Watte und warmem Wasser, trocken Sie das Baby gut ab, vor allem in den Hautfalten, und ziehen Sie ihm dann eine frische Windel an. Lassen Sie sich viel Zeit dabei, damit das Kind sich strecken und es genießen kann, ausgezogen zu werden. Nutzen Sie diese Zeit, um mit ihm zu reden und zu spielen.

Wundern Sie sich nicht, wenn das Baby das Trockenlegen gar nicht mag. Das geht vorüber, wenn es sich an die Luft und an die Unbegrenzheit seiner Bewegungen gewöhnt hat. Ist Ihr Kind sehr ungehalten, dann legen Sie es am besten in Ihren Schoß, während sie es ausziehen, und lassen Sie es dabei so angezogen wie möglich. Machen Sie ruhig entschlossene, aber sanfte Bewegungen. Babys sehen zwar sehr zerbrechlich aus, sind aber im Grunde sehr kräftig und mögen es, wenn sie fest angefaßt werden. Es dauert sicherlich ein paar Tage, bis Sie im Umgang mit Ihrem Kind völlig entspannt und gelassen sind.

Der erste Stuhlgang des Babys nach der Geburt, das Mekonium oder Kindspech, ist dunkelgrün bis schwarz. Dies ist der Darminhalt, den das Baby aus der Gebärmutter mitbringt. Die Vormilch, das Kolostrum, wirkt abführend und trägt zur schnellen Ausscheidung bei. Allmählich wird die Farbe des Stuhlgangs heller, bis es die gelbliche Farbe des normalen Stuhlgangs annimmt.

Spielerische Übungen

Babys haben es gern, wann man mit ihnen spielt, sie anfaßt, mit ihnen spricht und ihnen etwas vorsingt. Ein Neugeborenes, das nicht unter Medikamenteneinwirkung steht, ist wach und reagiert auf den Gesichtsausdruck seiner Eltern; es ist empfindsam gegenüber den Stimmungen der Menschen in seiner Nähe. Damit Babys sich gut entwickeln und günstige Ausgangsbedingungen haben, brauchen sie viel Liebe und Körperkontakt.

Spielerische Übungen bieten eine ausgezeichnete Gelegenheit zur Verständigung zwischen einem Erwachsenen und einem Baby. So werden Motorik, Gleichgewichtsgefühl, Kraft, Beweglichkeit und Körperkoordination gefördert, wird für gute Haltung und Selbstvertrauen gesorgt, Streß abgebaut.

Viele Eltern haben Angst vor solchen lebhaften Spielen, weil sie meinen, sie könnten dem Baby dabei wehtun, oder weil sie gar nicht wissen, was das Kind bereits alles kann. Beobachten Sie den Entwicklungsprozeß Ihres Babys, und lernen Sie so, spielerisch mit ihm umzugehen. Dadurch werden sein Bewegungsdrang und seine Kontaktfreude gefördert. Sie können dabei einen lustvollen körperlichen Dialog mit Ihrem Baby entwickeln, so daß zwischen Ihnen eine Beziehung des Aufeinandereingehens, des Vertrauens, der Gelassenheit, Freude und Liebe entsteht.

Wie schnell die Entwicklung vorangeht, ist von Baby zu Baby unterschiedlich, es gibt jedoch ein allgemeines Entwicklungsschema, das auf alle Kinder zutrifft. In den letzten Schwangerschaftswochen liegt das Baby ganz zusammengerollt in der Gebärmutter. Nach der Geburt spürt es zum ersten Mal keine Begrenzungen um sich, sondern Luft, und ist der Schwerkraft ausgesetzt. Anfangs nutzt das Neugeborene seine körperliche Bewegungsfreiheit nur sehr zögernd. Dann setzt vom oberen Bereich des Körpers, ausgehend von den Halsmuskeln, die Muskelkontrolle ein. Das Neugeborene kann den Kopf noch kaum halten. Wenn die Halsmuskeln allmählich stärker werden, kann es selbständig den Kopf halten. Danach werden die Muskeln der Brust und des oberen Rückens kräftiger, anschließend entwickelt sich die Koordination der Muskeln im unteren Rücken und im Bauch, bis das Kind schließlich mit geradem Rücken aufrecht sitzen kann. Die Bewegungskoordination der Arme kommt früher als die der Beine, und das Baby kann krabbeln, indem es sich mit den Armen nach vorne zieht, ehe es auf allen Vieren zu krabbeln beginnt. Nach dem Krabbeln lernt das Kind zu hocken, aufrecht zu stehen und dann schließlich zu gehen.

Die folgenden Anweisungen sind eine Einführung in spielerische Übungen für Eltern und Kind, mit denen Sie einige Wochen nach der Geburt beginnen und die ganze Kinderzeit hindurch machen können.

Der Beginn

Sie können wenige Tage nach der Geburt damit anfangen oder wann immer Sie es für richtig halten.

Versuchen Sie am Anfang nur eine oder zwei Bewegungen, und nehmen Sie nach und nach weitere hinzu. Die Übungszeit sollte anfangs nicht länger als vier bis fünf Minuten dauern und ganz allmählich auf 10 bis 15 Minuten ausgedehnt werden. Suchen Sie sich eine Tageszeit aus, zu der Ihr Baby wach, entspannt und zum Spielen aufgelegt ist. Die beste Zeit ist wahrscheinlich nach dem Baden oder beim Windelnwechseln, jedoch nie nach dem Stillen. Achten Sie darauf, daß auch Sie es bequem haben und entspannt sind, und machen Sie weiche sanfte Bewegungen, die gezielt sind, aber nicht plötzlich oder ruckhaft. Reden Sie mit Ihrem Baby, oder singen Sie ihm etwas vor, während Sie mit ihm spielen, hören Sie aber sofort auf, wenn es nicht dazu aufgelegt zu sein scheint. Meistens macht Kindern dieses Spiel Riesenspaß, wichtig ist aber, daß Sie sich nach dem Baby richten und sich von seinen Reaktionen und Beifallsbekundungen leiten lassen.

Machen Sie langsame, sanfte Bewegungen, und fangen Sie mit jeder Übung ganz allmählich an. Versuchen Sie niemals, zuviel auf einmal zu machen. Ziehen Sie Ihr Baby in einem warmen Zimmer aus. Sie können es in Ihren Händen halten oder im Schoß liegen haben, oder Sie legen es zum Spielen auf eine weiche, saubere Unterlage. Machen Sie die Übungen möglichst am Boden, denn am liebsten ist es Ihrem Kind, wenn Sie sich mit ihm auf einer Ebene befinden. Wenn Ihr Baby das mag, können Sie es gleichzeitig auch streicheln und massieren.

Wie Sie Ihr Baby am besten anfassen:

Zunächst machen Sie sich mit dem Körperbau Ihres Babys vertraut, indem Sie sanft seinen Körper streicheln und seine Muskeln und Knochen ertasten.

Probieren Sie verschiedene Möglichkeiten aus, Ihr Baby zu halten:

☐ Setzen Sie sich im Schneidersitz mit abgestütztem Rücken auf den Boden, und machen Sie es Ihrem Baby in Ihrem Schoß bequem, wobei sein Kopf auf der Innenseite Ihres Knies liegt und sein Körper von Ihrem gebeugten Bein abgestützt wird. In dieser Haltung liegt das Baby sicher, und Sie können Arme und Hände frei bewegen.

☐ Wenn Sie nicht gern am Boden sitzen, setzen Sie sich auf einen Stuhl, und legen Sie das Baby vor sich auf Ihre Knie; sein Kopf ruht auf Ihren Knien.

☐ Um das Baby sicher zu halten, stützen Sie mit der Handfläche und den ausgestreckten Fingern der einen Hand Ihr Kind am Hinterkopf ab, mit der Handfläche und den Fingern der anderen Hand umfassen Sie die Hüften und die Wirbelsäule des Babys.

1. Übung

Beobachten Sie in dieser Haltung die Kopfbewegungen des Babys. Schauen Sie zu, wie es den Kopf von einer Seite zur anderen dreht. Ganz allmählich können Sie diese Bewegung unterstützen, indem Sie den Kopf zur einen Seite drehen und das Baby über eine seiner Schultern blickt; Ihre offene Hand stützt dabei bequem seinen Kopf ab. Warten Sie nun, bis Ihr Kind den Kopf in die andere Richtung dreht, und wiederholen Sie dann die Übung.

2. Übung

In der gleichen Haltung, in der Sie mit einer Hand den Hinterkopf und mit der anderen Hüften und Wirbelsäule abstützen, schieben Sie die Brust mit Ihren Fingern sanft nach vorn und lassen den Kopf, den Sie weiterhin abstützen, sich leicht nach rückwärts bewegen. Machen Sie dann die entgegengesetzte Bewegung, und bringen Sie sanft den Kopf nach vorn zum Brustbein. Wiederholen Sie das ein paarmal.

3. Übung

Legen Sie das Baby in Ihren Schoß, und drehen Sie die Hüften sanft zuerst nach links und dann nach rechts.

4. Übung

Setzen Sie sich bequem mit ausgestreckten und geschlossenen Beinen auf den Boden. Lehnen Sie dabei Ihren Kopf, den oberen Teil des Rückens und Ihre Schultern an. Ziehen Sie die Knie leicht an. Ihr Baby liegt auf dem Rücken in Ihrem Schoß, sein Kopf ruht auf Ihren Knien. Lassen Sie nun den Kopf des Babys ganz sanft nach hinten gleiten, wobei Sie seine Brust vorn mit der einen Hand und seinen Hinterkopf mit der anderen Hand abstützen. Heben Sie seinen Kopf ein paar Sekunden lang an, und lassen Sie ihn dann ganz langsam wieder sinken, Ihre Hand bleibt, wo sie ist.

Das Baby liegt weiterhin auf dem Rücken (sein Kopf ist durch Ihre Knie gestützt), und Sie spielen mit seinen Händen und Füßen, beugen die Arme und Fußgelenke und geben ihm Ihre Finger, so daß es sie ergreifen kann. Geben Sie dem Baby Ihren Daumen, und öffnen Sie seine Arme seitlich nach außen. Bringen Sie sie dann ganz langsam wieder zusammen, und kreuzen Sie sie dann sanft über seiner Brust. Wiederholen Sie das ein paarmal.

Wenn dem Baby diese Bewegungen Spaß machen, dann führen Sie seine Arme über seinen Kopf und dann wieder zu den Seiten, zunächst beide Arme gleichzeitig und dann abwechselnd.

Halten Sie beide Füße mit einer Hand an den Fußgelenken hoch, legen Sie Ihre Zeigefinger zwischen seine Füße, und heben Sie die Wirbelsäule vorsichtig von Ihrem Schoß ab; der Kopf bleibt dabei von Ihren Knien abgestützt. Kitzeln Sie sanft seinen Rücken, zunächst unten, dann in der Mitte und schließlich oben, dann streckt ihn das Baby und stärkt ihn dadurch.

5. Übung

Legen Sie Ihr Baby auf einer weichen, sauberen Unterlage auf den Bauch. Streicheln Sie sanft seine Wirbelsäule, und zwar mit langsamen, festen Bewegungen vom Hals zum Kreuzbein. In dieser Haltung dreht das Baby den Kopf zu einer Seite, hebt den Po an und zieht die Knie an den Bauch, als würde es knien.

Mit einem Monat hebt das Baby schon kurz das Kinn an und fängt an zu strampeln, sich zu dehnen und die Knie zu strecken. Mit zwei Monaten sind die Beine zum Teil schon ausgestreckt, und es hält sie gerade. Mit etwa drei Monaten kann das Baby das Kinn und die Schultern schon recht lange oben behalten und stützt sich mit den Unterarmen ab, die Beine sind gerade.

Nehmen Sie Ihr Baby sanft hoch, indem Sie die Brust mit der einen Hand abstützen, die andere stützt den Rücken. Bei einem Neugeborenen hängt der Kopf dabei nach unten. Mit etwa sechs Wochen kann das Baby den

Kopf bereits hochhalten. Bis zum dritten Monat kann Ihr Kind den Kopf selbständig oben halten. Diese Übung kräftigt Hals und Schultern.

6. Übung (Aufsetzen)

Legen Sie das Baby auf einer weichen, sauberen Unterlage auf den Rücken. Halten Sie mit einer Hand sanft die Füße nach unten, mit der anderen Hand umfassen Sie beide Hände des Babys und ziehen es sanft zum Sitzen hoch. Halten Sie es einige Sekunden in dieser Position, und lassen Sie es dann ganz sanft wieder nach unten gleiten.

7. Übung (Abgestütztes Stehen)

Stützen Sie in der vierten bis achten Lebenswoche Ihr Baby so ab, als ob es stehen würde. Eine Hand stützt dabei den oberen Rücken, den Hals und den Kopf, die andere seinen Brustkorb. Lassen Sie es zu, daß das Gewicht des Kindes teilweise auf seinen Füßen ruht. Das Baby wird wahrscheinlich ganz spontan »Geh«- oder Hüpfbewegungen machen, doch forcieren Sie das nicht. Lassen Sie es nur wenige Sekunden in dieser Haltung, und gönnen sie ihm dann Ruhe. Nach zehn Wochen können Sie das Baby abstützen, indem Sie es an beiden Seiten des Brustkorbs mit Ihren Händen halten.

Bis zum Ende des ersten Lebensjahres hat Ihr Baby eine Menge motorischer Fähigkeiten erlernt. Am Ende des sechsten Monat hält es den Kopf allein. Mit dem neunten Monat kann es selbständig sitzen und macht erste Versuche zu krabbeln und zu stehen. Mit etwa elf Monaten kann ein Kind krabbeln, sich im Sitzen vornüberbeugen und sich drehen. Gleichzeitig beginnt es, mit Unterstützung zu stehen und zu gehen.
Eltern und Baby können viele angenehme Stunden miteinander verbringen, wenn sie diese spielerischen Übungen miteinander machen. Gleichzeitig tragen sie dazu bei, daß ihr Kind Selbstvertrauen, Gleichgewichtsgefühl, Kraft und Beweglichkeit erlangt; das ist die Grundlage für seine Gesundheit und sein körperliches Wohlbefinden für sein ganzes Leben. Literaturangaben über Babygymnastik finden Sie auf S. 194.

Anhang

Dank

Ich möchte mich bei allen Männern und Frauen bedanken, mit denen ich jene Erfahrungen teilen konnte, die es mir ermöglichten, dieses Buch zu schreiben. Dank auch an alle Mitglieder des *Active Birth Movement* für ihre Pionierarbeit, Hilfe und Unterstützung in all den Jahren.

Anmerkungen

1 Verney, Thomas/Kelly, John, *Das Seelenleben des Ungeborenen*, Sphere 1983.
2 Montagu, Ashley, *Körperkontakt*, Klett-Cotta, Stuttgart 1980, S. 21.
3 Haire, Doris, »The Cultural Warping of Childbirth«, in: *Environmental Child Health*, Bd. 19, Juni 1973, S. 17-19.
4 Vgl. Montagu, Ashley, s.o.

Adressen

Geburtsvorbereitung

Active Birth Centre, 55 Dartmouth Park Road, GB-London NW5 1SL
(Internationales Zentrum der Bewegung für Aktive Geburt, geleitet von Janet Balaskas und ihrem Mann, Keith Brainin; Ausbildungsintensivkurse zur Vorbereitung auf die aktive Geburt; Informationen und Versand von Unterrichtsmaterial; zwei Videokassetten von Janet Balaskas *Preparing for Active Birth* [Vorbereitung auf die aktive Geburt] und *Active Birth and Water Birth at Home and in Hospital* [Aktive Geburt und Wassergeburt zu Hause und in der Klinik] sind dort erhältlich)

Deutschland
GfG – Gesellschaft für Geburtsvorbereitung Bundesverband e.V., Dellestr. 5, 40627 Düsseldorf; Postfach 22 01 06, 40608 Düsseldorf, Tel.: 02 11 / 25 26 07
(Informationen über Geburtsvorbereitungskurse, Anschriften von GeburtsvorbereiterInnen der GfG; Informationen über Literatur und Medien im Bereich rund um die Geburt; GfG-Rundbrief, erscheint viermal jährlich und enthält Beiträge zu wichtigen Themen der Geburtsvorbereitung, Buchbesprechungen, Literaturhinweise und Fortbildungsangebote [Probeheft für DM 10,— auf Rechnung], Abo für DM 50,— im Jahr, kostenlos für Mitglieder – Beitrag DM 100,— im Jahr; Fortbildungen für alle Interessierten im Bereich der Geburtsvorbereitung und Elternbegleitung; Ausbildung zur Geburtsvorbereiterin an acht Ausbildungsstätten in der Bundesrepublik Deutschland. Kontaktbüro für das Europäische Netzwerk für Organisationen rund um die Geburt [ENCA])

Österreich
Hebammenzentrum, Verein freier Hebammen, Lazarettgasse 6/2/1, 1090 Wien, Tel.: 02 22 / 408 80 22
(Geburtsvorbereitung; Elternberatung; die Bücher *Frauen brauchen Hebammen* über den ersten österreichischen Hebammenkongreß und die Arbeit von Hebammen in Österreich sowie *Geburt in Hebammenhänden* können hier bezogen werden)

Schweiz
Ausbildung in Geburtsvorbereitung – AGV, Hertensteinstr. 29, 6004 Luzern, Tel.: 041 / 52 90 15
(2jährige Ausbildung für fähige Frauen. Adressen der an der AGV diplomierten Geburtsvorbereiterinnen sind hier erhältlich.)

SFG, Schweizerischer Fachverband für Geburtsvorbereitung, Sekretariat Doris Zindel-Marti, Mittlere Straße 148, 4056 Basel, Tel.: 061 / 321 54 54
(Kurse in Geburtsvorbereitung und Rückbildung; Umgang mit Schwangerschaftsbeschwerden; Informationen und Gespräche)

Bezugsnachweis

Bezugsquelle für Wasserbecken: Aqua Birth Pools, Postfach 313, CH-6403 Küssnacht a. Rigi, Tel.: 00 41 / 41-81 66 12

Stillgruppen

Deutschland
Arbeitsgemeinschaft Freier Stillgruppen (AFS), Bundesverband e.V., Postfach 11 12, 76141 Karlsruhe, Tel.: 09 331 / 33 94
(Anfragen werden an die ca. 800 Ortsgruppen weitergeleitet; Informationen über nahegelegene Stillgruppen; monatlicher Rundbrief [Abo] mit Broschüren zu verschiedenen Themen, z.B. Stillen von Frühgeborenen, nach Kaiserschnitt, bei Zwillingen, Ernährungsratgeber für Stillende, Beikost etc.)

La Leche Liga Deutschland e.V., Postfach 65 00 96, 81214 München
(Die LLL-Beraterinnen leisten Hilfe durch monatliche Gruppentreffen und telefonische Beratung. Mit einem frankierten Rückumschlag kann über das Postfach die LLL- Stillberaterinnenliste und die LLL-Publikationsliste bestellt werden. Die La Leche Liga verschickt außerdem gegen Rechnung:
– Das Handbuch für die stillende Mutter,
– die LLL-Stillinformationsmappe,
– Schlafen und Wachen – Ein Elternbuch für Kindernächte
und viele andere Informationsschriften zum Stillen und für das Leben mit dem Baby.)

Österreich
LLL-Österreich, Postfach, 6500 Landeck (s. Deutschland)

Schweiz
LLL-Schweiz, Postfach 197, 8053 Zürich, Tel.: 01 / 910 96 59 (s. Deutschland)

Hebammenverbände

Deutschland

Bund Deutscher Hebammen e.V. (BDH), Postfach 17 24, 76006 Karlsruhe, Tel.: 07 21 / 264 97/98

Bund freiberuflicher Hebammen Deutschlands e.V., BfHD, Geschäftsstelle, Freiheitsstr. 11, 41352 Korschenbroich, Tel.: 021 61 / 64 85 77

Adressen von Hebammen in Ihrer Gegend erfahren Sie vom örtlichen Gesundheitsamt.

Österreich

Hebammenverband, c/o Dorothea Rüb, Rosensteingasse 82/1, 1170 Wien, Tel.: 02 22/ 450 25 29

Schweiz

Schweizerischer Hebammen-Verband, Zentralsekretariat, Flurstr. 26, 3000 Bern 22, Tel.: 031 / 332 63, Fax: 031 / 332 76 19 40
(vermittelt Adressen der Sektionen in den einzelnen Kantonen, der Weiterbildungs-, Zeitungs- und Unterstützungskommissionen sowie ein Adreßverzeichnis aller freiberuflichen Hebammen mit Tätigkeitsauflistung; veranstaltet und informiert über Weiterbildungsangebote und Kurse; in Vorbereitung sind z.Z. eine spezifische Geburtsvorbereitungsausbildung für Hebammen sowie ein neues Verbandsleitbild)

Selbsthilfegruppen

Deutschland

Deutsche Arbeitsgemeinschaft Selbsthilfegruppen e.V., Friedrichstr. 28, 35392 Gießen
(Broschüre »Starthilfe« mit Informationen und Tips zur Gründung; hilft und vermittelt.)

Selbsthilfegruppe für emotionale Gesundheit, EA-Emotions Anonymous, E.A.-Kontaktstelle Deutschland, Katzbachstr. 33, 10965 Berlin, Tel.: 030 / 786 79 84
(Selbsthilfegruppe für Menschen mit emotionalen Problemen oder in Krisen; vermittelt Kontaktadressen in anderen Städten)

Emotions Anonymous, E.A.-Kontaktstelle Schweiz, Postfach 228, 4016 Basel, Tel.: 061 / 25 56 80
(s. Deutschland)

Geburtshäuser

Deutschland
Maureen Armonies, Hebamme – Geburtshilfe-Praxis, Berliner Str. 21, 10715 Berlin, Tel.: 030 / 87 86 03

Geburtshaus für eine selbstbestimmte Geburt e.V., Geburtshaus am Klausener Platz, Klausener Platz 19, 14059 Berlin, Tel.: 030 / 325 68 09

Geburtshaus am Arnimplatz, Paul-Robeson-Str. 37, 10439 Berlin, Tel.: 030 / 609 76 81

Hebammenpraxis, Zingsterstr. 2, 13051 Berlin, Tel.: 030 / 976 55 80 (Karin Blinde) oder 030 / 645 82 43 (Marion Kublick)

Geburtshaus Hamburg e.V., Am Felde 2, 22765 Hamburg, Tel.: 040 / 390 11 28

Hebammenpraxis, Parkallee 25, 28209 Bremen, Tel.: 04 21 / 34 80 01

Geburtshaus und Hebammenpraxis, Kampstr. 26, 31141 Hildesheim, Tel.: 051 21 / 93 11 25

IRIS-Regenbogenzentrum, Schleiermacherstr. 39, 06114 Halle/Saale, Tel.: 03 45 / 2 69 89 (Beratungsstelle), 03 45 / 2 54 63 (Geburtshaus)

Geburtshaus und Praxisgemeinschaft, Hebammenpraxis, Am Berg 9, 49143 Schledehausen, Tel.: 054 02 / 9 91 00

Ambulante Geburtspraxis Dr. med. Bernd Goos, Klingenhaben 2-4, 48336 Sassenberg, Tel.: 025 83 / 884

Zentrum für Geburtsvorbereitung und Elternschaft e.V., Hertinger Str. 47, 59423 Unna, Tel.: 023 03 / 126 30 (Mo. - Fr. 10 - 12 Uhr)

Geburtshaus Frankfurt, Ginnheimer Hohl 14 H, 60431 Frankfurt, Tel.: 069 / 52 72 82

Bewußte Geburt und Elternschaft e.V., Entbindungshaus »In den Brunnengärten«, Dorothea Heidorn, Zum Bahnhof 28, 35394 Gießen, Tel.: 06 41 / 422 21

Kölner Geburtshaus e.V., Cranachstr. 21, 50733 Köln, Tel.: 02 21 / 72 44 48;

Entbindungsheim Haarburger, Aaraustr. 29, 72762 Reutlingen, Tel.: 071 21 / 23 90 23

Beratungsstelle für Schwangerschaftshilfe und Geburtenregelung, Bodenbacher Str. 100, 01277 Dresden, Tel.: 03 51 / 236 11 89

Österreich
Geburtshaus Nußdorf, Heiligenstädter Str. 217, 1190 Wien, Tel.: 02 22 / 37 49 37

Schweiz
Gebärstätte und Hebammenpraxis, Unterwartweg 21, 4132 Muttenz; ab April 94 Tel.: 061 / 461 47 11

Eltern- und Familienberatung

Deutschland
Arbeitskreis Eltern werden – Eltern sein e.V., Talstr. 56, 79102 Freiburg, Tel.: 07 61 / 738 33 Q oder 70 69 60

Beratung alleinstehender Mütter und Schwangerer e.V., (BAMS e.V.), c/o Petra Marek, Pfarrgasse 17, 69121 Heidelberg, Tel.: 062 21 / 41 19 04 Q

Beratungsstelle für Geburt und Eltern-Sein e.V., Dorfackerstr. 12, 72074 Tübingen-Lustnau, Tel.: 070 71 / 8 39 27

Beratungsstelle für Schwangerschaftshilfe und Geburtenregelung, Bodenbacher Str. 100, 01277 Dresden, Tel.: 03 51 / 236 11 89

Bewußte Geburt und Elternschaft e.V., Diezstr. 6, 35390 Gießen, Tel.: 06 41 / 348 93

Bundesverband Neue Erziehung e.V., Am Schützenhof 4, 53119 Bonn, Tel.: 02 28 / 66 40 55
(stellt Kontakte zwischen Eltern und schon bestehenden Elterngruppen am jeweiligen Ort her; hilft bei der Bildung von Elterngruppen und unterstützt mit Informationsmaterial praktische Initiativen)

Bundeszentrale für gesundheitliche Aufklärung, BZgA, Ostmerheimer Str. 200, 51109 Köln, Postfach 91 01 52, 51071 Köln, Tel.: 02 21 / 89 92 - 0

Deutsche Liga für das Kind in Familie und Gesellschaft (Initiative gegen frühkindliche Deprivation) e.V., Dyroffstr. 12, 53113 Bonn, Fax: 02 28 / 26 45 15
(Die Deutsche Liga setzt sich ein für Schutz und Aufwertung der Elternschaft und für verstärkte Einbeziehung der Väter in die Betreuung und Erziehung der Kinder. Publikationen: Broschüren und Bücher zum Thema Betreuung und Pflege von Kleinstkindern, sowie Faltblätter)

Elterninitiativgruppe intensiv behandelter Frühgeborener, Familie Tappermann, Flurgasse 17, 41569 Rommerskirchen, Tel.: 021 83 / 51 00

Gesellschaft zur Erforschung des plötzlichen Säuglingstods Deutschland e.V., (GEPS), Kleinbachstr. 18, 76227 Karlsruhe; Postfach 41 02 62, 76202 Karlsruhe, Tel.: 07 21 / 40 65 30

Initiative Regenbogen »Glücklose Schwangerschaft e.V.«, Rosenstr. 9, 73550 Waldstetten, Tel.: 071 71 / 417 13

Interessensgemeinschaft Tagesmütter, Bundesverband für Eltern, Pflegeeltern und Tagesmütter e.V., Bödekerstr. 85, 30161 Hannover, Tel.: 05 11 / 62 33 02
(Vermittelt Kontaktadressen in Ihrer Nähe, die Sie beraten, wenn Sie wieder berufstätig sein wollen oder müssen und eine Tagesmutter für Ihr Kind brauchen. Bitte DM 2,— in Briefmarken beilegen.)

IRIS-Regenbogenzentrum, Kontakt- und Beratungsstelle, Schleiermacherstr. 39, 06114 Halle/Saale, Tel.: 03 45 / 269 89

Katholische Bundesarbeitsgemeinschaft für Beratung e.V., Kaiserstr. 163, 53113 Bonn, Tel.: 02 28 / 103-309

Kiebitz Familienzentrum, Karl-Tauchnitz-Str. 3, 04107 Leipzig, Tel.: 03 41 / 29 18 14

Kontakt- und Informationsssstelle »Verwaiste Eltern in Deutschland« und »Verwaiste Eltern Hamburg e.V.«, Dr. theol. Mechtild Voss-Eiser/Dipl.Psych. Birgitt Lösch, Esplanade 15, 20354 Hamburg, Tel.: 040 / 35 50 56 - 33/34

Kuratorium Behindertes Kind e.V., Melanchthonstr. 25, 42281 Wuppertal, Tel.: 02 02 / 25 05 60

Netzwerk Geburt und Familie e.V., Soziales Netz rund um die Geburt – Familien-
pflege und Sozialpädagogische Familienhilfe, Häberlstr. 17, Rgb., 80337 München, Tel.: 089 / 53 20 76 oder 53 76 33

Notmütterdienst Familien- u. Altenhilfe e.V., Sophienstr. 28, 60487 Frankfurt,
Tel.: 069 / 77 66 11

Pro Familia, Deutsche Gesellschaft für Familienplanung, Sexualpädagogik und
Sexualberatung e.V., Bundesverband, Stresemannallee 3, 60596 Frankfurt, Tel.:
069 / 63 90 02

Verband alleinstehender Mütter und Väter e.V. (VAMV), Von-Groote-Platz 20,
53173 Bonn, Tel.: 02 28 / 35 29 95
(Verschickt die Broschüre »So schaffe ich es allein«. Die Adressen der Landesver-
bände bitte dort erfragen. Adressierten Rückumschlag und Porto beilegen.)

Österreich
Kontakt- und Informationsstelle »Verwaiste Eltern in Österreich«, Liselotte Stei-
ner, Landstraßer Hauptstr. 144/21, 1030 Wien, Tel.: 02 22 / 712 69 53

Nanaya – Beratungsstelle für natürliche Geburt und Leben mit Kindern, Zollergas-
se 37, 1070 Wien, Tel.: 02 22 / 93 17 11

»Neues Leben« – Verein zur Förderung der natürlichen und humanen Geburt e.V.,
Raschbach 2, 4861 Aurach, Tel.: 076 62 / 42 20

»TAG« – Therapie Alternative Gänserndorf, Weingartengasse 9, 2230 Gänserndorf, Tel.: 022 82 / 58 57

Verein für natürliche selbstbestimmte Geburt und Leben mit Kindern, Bahnstr.
11-13, 2230 Gänsernsdorf, Tel.: 022 82 / 31 90

Zentrum für Geburt und Elternschaft, Irene Hocher, Rosensteingasse 82, 1170
Wien, Tel.: 02 22 / 45 96 49

Schweiz
Interessengemeinschaft natürliche Geburt, c/o Ruth Grand, Goethestr. 20, 9008 St.
Gallen, Tel.: 071 / 25 17 59

Verein zur Förderung vielfältiger Gebärmöglichkeiten, Nicole Christen-Leuenber-
ger, Brambergrain 3, 6004 Luzern, Tel.: 041 / 51 62 19

Weitere nützliche Adressen

Courage e.V. – Verein für Frauen, c/o Sabine Kage, St.-Veit- Str. 26, 95362 Kupferberg, Tel.: 092 27 / 48 85

FrauenGesundheitsZentrum e.V., Neuhofstr. 32 H, 60318 Frankfurt, Tel.: 069 / 59 17 00

Initiative Frauengesundheitszentrum e.V., Nymphenburger Str. 38, 80335 München, Tel.: 089 / 129 11 95

Bezugsquellen

Tonkassette: Intrauterine Geräusche
Die Kassette *The Loving Touch* Babymassage von Ruth Rice, auf deren Rückseite die Geräusche aufgenommen sind, die das Kind im Mutterleib hört, ist erhältlich über:
Netzwerk Geburt und Familie e.V. (s. Eltern- und Familienberatung)

Video: Die Känguruhmethode
Das Videoband *Wenn Du zu früh geboren wirst – die Känguruhmethode*, 35 Minuten, von Saskia van Rees und Richard des Leeuw (Richard des Leeuw führte im Herbst 1985 die Känguruhmethode in der Amsterdamer Universitätsklinik ein), DM 120,—, ist erhältlich über:
Vinzenz Pallotti Hospital, c/o Sekretariat der geburtshilflichen Abteilung, 51429 Bensberg, Tel.: 022 04 / 413 00 und 413 01
Sekretariat Stichting Lichaamstaal Nederland, Scheyvenhofweg 12, NL-6093 PR Heythuysen, Tel.: 049 54 / 17 35

»Open University«
Das Lehrmaterial der »Open University« umfaßt Lernpakete mit Arbeitsheften, Tonkassetten und Videobändern zu den Themen: *Getting Ready for Pregnancy* und *Understanding Pregnancy and Birth*.
Erhältlich über:
LMSO, Centre for Continuing Education, The Open University, PO Box 188, Milton Keynes MK3 6HW, England

Literatur

Körperübungen

Balaskas, Janet, *Yoga für Schwangere. Übungsprogramm*, mit Tonkassetten, Kösel, 1992.

Dale, Barbara/Roeber, Johanna, *Gymnastik für Schwangerschaft und Geburt*, Ravensburger Buchverlag, 5. Aufl. 1992.

Kitzinger, Sheila, *Bereit zur Geburt. Das Übungsprogramm mit Tonkassette*, Kösel, 1986.

Schwangerschaft und Geburt

Balaskas, Janet, *Aktive Geburt. Ein praktischer Ratgeber für junge Eltern*, Kösel, 1993.

Balaskas, Janet, *Natürliche Schwangerschaft. Massage, Ernährung, Naturheilverfahren, Yoga und Gymnastik*, Mosaik, 1991.

Kitzinger, Sheila, *Das Erlebnis der Geburt. Mütter und Väter berichten*, Kösel, 1992.

Kitzinger, Sheila, *Mutter werden über dreißig*, Bastei Lübbe, 1992.

Kitzinger, Sheila, *Natürliche Geburt. Ein Buch für Mütter und Väter*, Kösel, 7. Aufl. 1991.

Kitzinger, Sheila, *Schwangerschaft und Geburt. Das umfassende Handbuch für junge Eltern*, Kösel, 7. Aufl. 1992.

Kitzinger, Sheila, *Wie soll mein Kind geboren werden? Ein Ratgeber für Schwangere*, Kösel, 1986.

Kitzinger, Sheila/Bailey, Vicky, *Mein Schwangerschaftsbuch. Der persönliche Begleiter für alle Wochen der Schwangerschaft. Mit Informationen, praktischen Tips und Übungen*, Kösel, 2. Aufl. 1991.

Leboyer, Frédérick, *Geburt ohne Gewalt*, Kösel, 7. Aufl. 1992.

Odent, Michel, *Erfahrungen mit der sanften Geburt*, Kösel, 1986.

Wilberg Gerlinde, *Zeit für uns. Ein Buch über Schwangerschaft, Geburt und Kind*, Fischer TB, 13. Aufl. 1992.

Wilberg, Gerlinde/Hujber, Karlo, *Natürliche Geburtsvorbereitung und Geburtshilfe. Ein Handbuch*, Kösel, 2. Aufl. 1992.

Hausgeburt und Hebammen

Davis, Elizabeth, *Hebammen-Handbuch. Ganzheitliche Schwangerschafts- und Geburtsbegleitung*, Kösel, 1992.

Gaskin, Ina May, *Spirituelle Hebammen. Faszinierende Geburtserlebnisse*, Hugendubel, 1989.

Kelm-Kahl, Inge, *Hausgeburt – besser für Mutter und Kind. Die neuen Erkenntnisse, die richtige Vorbereitung*, Rowohlt TB, 1990.

Pleiger, Doris/Egger, Eveline, *Geburt ist keine Krankheit. Hausgeburt ist auch eine Möglichkeit zu entbinden*, Wiener Frauenverlag, 1985.

Kaiserschnitt

Bornemann, Reiner, *Kaiserschnitt, Operation und Geburt. Notwendigkeit, Durchführung und Folgen einer Schnittentbindung aus der Sicht betroffener Eltern*, Karoi, 1989.

Mühlratzer, Eva/Horkel, Wilhelm, *Kaiserschnitt. Ein praktischer und psychologischer Ratgeber*, Kösel, 2. Aufl. 1992.

Partnerschaft

Kitzinger, Sheila, *Sexualität im Leben der Frau*, Biederstein, 2. Aufl. 1986.

Nitsch Cornelia, *Sexualität im Familienalltag. Von der Lust während der Schwangerschaft bis zum Partner des ersten Kindes*, Mosaik 1992.

Stillen

La Leche League, *Handbuch der stillenden Mutter*, Selbstverlag, 1986. (Bezugsquelle s. Adressen)

Lothrop, Hannah, *Das Stillbuch*, Kösel, 19. Aufl. 1994.

Kitzinger, Sheila, *Alles über das Stillen. Das Standardwerk zum Thema Stillen*, Lübbe, 1990.

Kitzinger, Sheila, *Ich stille mein Baby. Informationen und praktische Anleitungen*, Kösel, 1989.

Berührung und Massage

Hilsberg, Regina, *Körpergefühl. Die Wurzeln der Kommunikation zwischen Eltern und Kind*, Rowohlt TB, 1985.

Montagu, Ashley, *Körperkontakt. Die Bedeutung der Haut für die Entwicklung des Menschen*, Klett-Cotta, 7. Aufl. 1992.

Walker, Peter, *Das entspannte Baby. Mehr Wohlbefinden für Ihr Kind durch Massage und Gymnastik*, Kösel, 2. Aufl. 1993.

Weitere Literatur

Blume, Angelika/Bopp, Annette, *Das erste Jahr. Das umfassende Handbuch für die junge Familie*, Kösel 1993.

Chamberlain, David, *Woran Babys sich erinnern*, Kösel, 2. Aufl. 1991.

Leboyer, Frédérick, *Sanfte Hände. Die traditionelle Kunst der indischen Baby-Massage*, Kösel, 13. Aufl. 1993.

Lothrop, Hannah, *Gute Hoffnung – jähes Ende. Ein Begleitbuch für Eltern, die ihr Baby verlieren, und alle, die sie unterstützen wollen*, Kösel, 3. Aufl. 1993.

Tomatis, Alfred, *Klangwelt Mutterleib. Die Anfänge der Kommunikation zwischen Mutter und Kind*, Kösel 1994.

Register